Vita Autentica: Guida per Liberarti dalla Follia Politica e Trovare Significato nella Tua Esistenza

Navigare le Acque Torbide dell'Attivismo Moderno e Abbracciare una Vita Basata su Valori, Sostenibilità e Connessione Umana

George Friedman

1. **Introduzione al Fenomeno "Woke"**: Cosa significa essere "woke"? Breve storia e origine del termine.
2. **La Polarizzazione Politica**: Come l'attivismo moderno può influenzare negativamente la vita di tutti i giorni.
3. **La Vita Autonoma**: Introduzione alla vita autosufficiente come risposta.
4. **Mindfulness e Riflessione Personale**: Perché è importante capire se stai seguendo una folla o il tuo vero io.
5. **Alimentazione e Autosufficienza**: Come coltivare il proprio cibo e ridurre la dipendenza dai supermercati.
6. **Tecnologia Conscia**: Riduzione dell'esposizione ai social media e utilizzo della tecnologia in modo significativo.
7. **Educazione in Casa**: Vantaggi e svantaggi, e come può aiutare a filtrare l'overload informativo.
8. **L'Arte dell'Artigianato**: Come acquisire abilità tradizionali per una vita più soddisfacente.
9. **Gestione delle Finanze**: Creazione di un'economia domestica autosufficiente.
10. **Comunità e Connessione Umana**: Trovare o costruire una comunità che condivide valori simili.
11. **Salute e Benessere**: Medicina naturale, yoga, meditazione e altre pratiche di auto-cura.

12. **Ambiente e Sostenibilità**: Costruire una casa eco-sostenibile e pratica del minimalismo.
13. **Viaggi e Esplorazione**: Viaggiare con un obiettivo, non solo come turista.
14. **Leggere e Apprendere**: Come i libri e la formazione continua possono espandere la mente oltre la narrativa mainstream.
15. **Arte e Cultura**: Immergersi nell'arte e nella cultura come via di fuga dalla politica.
16. **Lavoro e Carriera**: Trovare o creare un lavoro che sia allineato con i propri valori.
17. **Conversazioni Significative**: Praticare l'ascolto attivo e evitare l'eco-chamber.
18. **Rituali e Tradizioni**: L'importanza di mantenere o creare nuovi rituali per se stessi e la propria famiglia.
19. **Preparazione e Autosufficienza**: Come prepararsi per emergenze o crisi future.
20. **Conclusione e Visione del Futuro**: Un invito a vivere una vita autentica, lontana dalla follia politica.

1. Introduzione al Fenomeno "Woke": Cosa significa essere "woke"? Breve storia e origine del termine.

Cosa significa essere "woke"?

Essere "woke" è oggi un termine spesso utilizzato nell'arena socio-politica, ma che significa veramente? All'origine, il termine si riferisce alla coscienza e all'attivazione nei confronti delle ingiustizie sociali. Tuttavia, il suo uso ha subito una considerevole evoluzione e, in alcuni contesti, può essere utilizzato sia in senso positivo che negativo.

Origine del Termine

La parola "woke" è in realtà un'espressione della cultura afroamericana che significa "essere svegli", con riferimento alla coscienza sociale e politica. Il termine ha radici profonde, e una delle prime apparizioni registrate in letteratura risale al 1962, in un articolo di William Melvin Kelley intitolato "If You're Woke You Dig It". Ma è stato sicuramente l'uso nella musica e nella cultura popolare, come nella canzone del 2008 "Master Teacher" di Erykah Badu, che ha contribuito a diffonderlo.

L'Evoluzione del Termine

Col passare del tempo e con l'avvento dei movimenti sociali come Black Lives Matter, "woke" è diventato sinonimo di attivismo e coscienza sociale, riferendosi all'essere informati sulle questioni di razzismo, sessismo, e altre forme di oppressione.

Tuttavia, come spesso accade con termini popolari, "woke" ha iniziato ad essere utilizzato non solo in modo autentico ma anche in modo ironico o persino dispregiativo. In alcuni contesti, ad esempio, viene utilizzato per criticare coloro che sono percepiti come eccessivamente politicamente corretti o come falsamente attivisti.

Conclusione

La storia del termine "woke" è complessa e sfaccettata. Quello che inizia come un termine per denotare la consapevolezza delle ingiustizie sociali ha assunto molte sfumature nel corso del tempo. È importante, quindi, affrontare questo concetto con una mente aperta, riconoscendo sia il suo valore storico sia le sue implicazioni moderne. Come qualsiasi altro termine o idea, il suo significato potrà variare a seconda del contesto e dell'intento del parlante.

Questa è una breve introduzione al termine "woke". Può essere ulteriormente ampliata attraverso interviste, sondaggi e ricerche più dettagliate, e attraverso l'esplorazione di come la parola viene utilizzata in diversi paesi e culture.

Il Rinascimento di "Woke" nel 21° Secolo

Nel 21° secolo, la rinascita del termine "woke" ha coinciso con un'era di attivismo digitale senza precedenti. L'avvento dei social media ha amplificato la voce delle minoranze e delle comunità sottorappresentate, permettendo a movimenti come Black Lives Matter (BLM) di guadagnare visibilità internazionale. La frase "Stay Woke", ad esempio, è diventata un grido di battaglia per i sostenitori di BLM, esortando le persone a rimanere informate e vigili alle ingiustizie razziali.

Mentre il termine "woke" ha guadagnato popolarità nei movimenti progressisti, ha anche trovato spazio nella cultura popolare. Artisti, musicisti e celebrità hanno iniziato ad adottare e promuovere questa consapevolezza. Beyoncé, una delle più grandi icone pop del nostro tempo, ha fatto riferimento a temi di consapevolezza e attivismo nel suo album "Lemonade", che ha amplificato ulteriormente la discussione sul razzismo sistemico, la femminilità e il potere.

Il Doppio Taglio della Popolarità di "Woke"

Tuttavia, con la crescente popolarità del termine, è emersa anche una notevole quantità di critica. Alcuni sostengono che il concetto di "woke" sia stato commercializzato, ridotto a nient'altro che un'espressione di moda, spesso svuotato del suo significato originario. Brand e aziende, nel tentativo di apparire socialmente consapevoli, hanno adottato la retorica "woke" nelle loro campagne pubblicitarie, creando ciò che molti considerano un'appropriazione superficiale dell'attivismo.

Parallelamente, l'uso di "woke" è diventato un'arma a doppio taglio. Mentre una parte lo vede come un'etichetta di orgoglio e di consapevolezza, altri lo usano come un insulto. Questo uso pejorativo è spesso diretto contro coloro che sono visti come troppo progressisti o come "virtuosisti sociali", ovvero persone che manifestano apparentemente per guadagnare approvazione sociale piuttosto che per una sincera preoccupazione per la causa.

Il Contesto Internazionale di "Woke"

Nonostante le sue origini americane, il fenomeno "woke" ha avuto un impatto globale. In diverse nazioni, gruppi e individui hanno adottato il termine, adattandolo ai loro specifici contesti socio-politici. Ad esempio, in paesi con forti movimenti indigeni, "woke" è stato utilizzato per sottolineare la consapevolezza delle ingiustizie contro le popolazioni indigene. In contesti post-coloniali, il termine ha assunto sfumature legate alla decolonizzazione della mente e alla resistenza contro le rimanenti strutture coloniali.

L'Importanza del Contesto

Come per molte espressioni culturalmente cariche, la chiave per comprendere e utilizzare il termine "woke" risiede nel contesto. In un'era in cui le parole possono essere facilmente strappate dal loro contesto originale e rese virali attraverso piattaforme digitali, è essenziale affrontare "woke" con una comprensione profonda delle sue radici e delle sue molteplici connotazioni. E anche se il termine può essere motivo di divisione per alcuni, per altri rimane un potente promemoria della necessità di rimanere consapevoli, informati e attivi di fronte alle ingiustizie del nostro tempo.

L'influenza dei Social Media su "Woke"

In questo mondo sempre più connesso, i social media hanno avuto un ruolo cruciale nell'evoluzione del termine "woke". Piattaforme come Twitter, Instagram e Facebook sono diventate arene per il dibattito sociale e politico, e il termine "woke" è spesso al centro di queste discussioni. L'hashtag #StayWoke, ad esempio, ha raccolto milioni di post, diventando un aggregatore per temi di giustizia sociale. Questo fenomeno ha portato al rapido scambio di idee, ma anche a una sorta di "attivismo da divano", dove il supporto per una causa può essere espresso con un semplice clic o condivisione, ma non sempre seguito da azioni concrete nel mondo reale.

Il Ruolo dei Millennials e della Generazione Z

Le generazioni più giovani, in particolare i Millennials e la Gen Z, sono spesso al centro del movimento "woke". Cresciuti in un'epoca di rapida evoluzione tecnologica e sociale, questi individui hanno una prospettiva unica sulla giustizia sociale e sul cambiamento. Essi sono più propensi ad essere esposti a diverse culture e ideologie grazie alla globalizzazione e all'interconnessione offerta dall'internet. Questa esposizione ha amplificato la loro consapevolezza delle ingiustizie a livello globale, rendendoli più inclini ad adottare ideologie "woke".

La Critica del "Woke Capitalism"

Mentre il termine "woke" ha radici nell'attivismo e nella consapevolezza sociale, la sua adozione da parte delle corporazioni ha sollevato dubbi sulla sincerità di tali gesti. Grandi aziende hanno iniziato ad adottare retoriche "woke" nelle loro campagne pubblicitarie. Questo fenomeno, spesso denominato "woke capitalism", è visto da alcuni come un tentativo cinico di sfruttare l'attivismo per il profitto. Ad esempio, un'azienda potrebbe pubblicizzare il suo sostegno ai diritti LGBTQ+ durante il Pride Month, ma non adottare politiche inclusive per i propri dipendenti. Questo ha portato molti a chiedersi se le aziende siano veramente "sveglie" o se stiano semplicemente seguendo una tendenza per accrescere la loro immagine pubblica.

Intersezionalità e "Wokeness"

Un altro aspetto fondamentale della discussione su "woke" riguarda l'intersezionalità. Questo termine, coniato dalla giurista Kimberlé Crenshaw, descrive come le diverse forme di oppressione possano intersecarsi e comporsi in esperienze uniche per individui che appartengono a più di una categoria marginalizzata. Mentre il movimento "woke" ha fatto molto per portare l'attenzione sulle ingiustizie, è stato anche criticato per non essere sempre intersezionale. Questo ha portato a discussioni su come garantire che l'attivismo "woke" consideri le sfaccettature intersezionali delle ingiustizie sociali.

La Resa dei Conti Culturale

Il dibattito su ciò che significa veramente essere "woke" riflette una resa dei conti culturale più ampia. In un mondo in cui le informazioni sono facilmente accessibili e le voci marginalizzate possono finalmente farsi sentire, la società è chiamata a confrontarsi con i suoi valori e le sue priorità. Questo confronto non è sempre facile, poiché mette in discussione norme e sistemi consolidati. Tuttavia, è essenziale per garantire che il progresso sociale sia equo e inclusivo. E mentre il termine "woke" potrebbe evolvere o cadere in disuso, le questioni che solleva rimarranno centrali nelle discussioni sulla giustizia e l'uguaglianza per gli anni a venire.

Woke nella Lingua e nella Narrativa

Con l'ascesa della sua popolarità, "woke" ha iniziato a permeare non solo la retorica politica e sociale, ma anche la lingua e la narrativa. Ha ispirato autori, drammaturghi, poeti e creatori di contenuti a integrare temi di consapevolezza sociale nelle loro opere. Questa inserzione nella cultura popolare ha a sua volta alimentato la diffusione e l'adattamento del termine, rendendo "woke" un concetto non solo politico, ma anche culturale.

Nel mondo del cinema e della televisione, programmi e film hanno affrontato temi "woke", spesso utilizzando il termine stesso come punto centrale della trama o come caratteristica distintiva di un personaggio. Questa rappresentazione ha ulteriormente complicato la percezione del termine, poiché l'esposizione mediatica può sia educare sia banalizzare le questioni centrali.

Impatto sulla Pedagogia e sull'Educazione
La pedagogia non è rimasta immune all'influenza di "woke". Istruttori, professori e pedagogisti in tutto il mondo hanno iniziato a integrare temi di consapevolezza sociale nei loro piani di studio. Questo ha sollevato domande sul ruolo dell'istruzione nell'incoraggiare o sfidare le ideologie dominanti e sul modo in cui le nuove generazioni vengono educate riguardo alle ingiustizie sociali. L'introduzione di questi temi, tuttavia, non è stata priva di polemiche, con dibattiti sull'obiettività e sull'imparzialità nell'ambiente educativo.

Woke nell'Arte e nella Musica

Al di là della narrativa e del cinema, l'arte visiva e la musica hanno anche abbracciato temi di consapevolezza. Molti artisti contemporanei hanno prodotto opere che esplorano e sfidano le ingiustizie sociali, utilizzando il potere dell'arte per sensibilizzare e incitare al cambiamento. Questo ha reso l'arte un mezzo potente per diffondere la consapevolezza e per offrire una piattaforma a voci altrimenti marginalizzate. Anche la musica, un potente veicolo di espressione culturale, ha incorporato il concetto di "wokeness". Oltre ai riferimenti diretti nei testi delle canzoni, il genere, la produzione e la distribuzione della musica sono diventati mezzi attraverso i quali gli artisti possono esprimere la loro consapevolezza e sfidare le norme dominanti.

Riflessioni sulla Salute Mentale e Wokeness

Un altro aspetto meno discusso ma cruciale dell'essere "woke" riguarda la salute mentale. Mentre la crescente consapevolezza delle ingiustizie può essere illuminante, può anche essere mentalmente ed emotivamente gravosa. Essere costantemente esposti a notizie di oppressione, discriminazione e violenza può portare a quella che è stata descritta come "fatica da attivismo" o "burnout da attivismo". Questo ha sollevato interrogativi sulla sostenibilità dell'essere sempre "svegli" e sulle risorse e strategie necessarie per garantire il benessere mentale di coloro che si impegnano attivamente in questioni di giustizia sociale.

La traiettoria del termine "woke" nella società contemporanea ha evidenziato sia la resilienza delle culture marginalizzate nel lottare per il riconoscimento e la giustizia, sia la complessità intrinseca delle dinamiche socio-politiche in un mondo sempre più globalizzato e digitalizzato. Dall'origine del termine nella comunità afroamericana agli adattamenti globali, "woke" è diventato un simbolo poliedrico di consapevolezza, resistenza e, a volte, di tensione. Il suo inserimento in vari settori, dalla narrativa all'arte, dall'educazione ai media, riflette la sua potente risonanza culturale. Allo stesso tempo, la sua commercializzazione e la sua occasione di manipolazione, come nel caso del "woke capitalism", mostrano i rischi della sua popolarizzazione. In un mondo in cui le parole possono essere sia strumenti di emancipazione sia armi di oppressione, la storia di "woke" sottolinea l'importanza della critica, della riflessione e dell'analisi profonda.

Inoltre, la connessione tra "wokeness" e salute mentale porta alla luce le sfide personali affrontate da coloro che si impegno attivamente in queste questioni. L'equilibrio tra l'essere informati e l'essere sovraccarichi, tra l'agire e l'autoconservazione, è una tensione che molti attivisti e individui consapevoli devono navigare.

In conclusione, "woke" non è solo un termine o un'etichetta; è un fenomeno che incarna le complesse intersezioni di identità, politica, cultura e storia in un mondo in rapido cambiamento. La sua storia e la sua evoluzione ci sfidano a interrogarci su come possiamo rimanere autenticamente informati e impegnati in un'era di informazione sovraccarica, e su come possiamo costruire ponti di comprensione attraverso le barriere di differenza e disaccordo. La "wokeness" non è solo una moda o una tendenza, ma piuttosto un richiamo alla riflessione, all'azione e, soprattutto, all'umanità.

2. La Polarizzazione Politica: Come l'attivismo moderno può influenzare negativamente la vita di tutti i giorni.

La Polarizzazione Politica: Come l'attivismo moderno può influenzare negativamente la vita di tutti i giorni.
Negli ultimi anni, abbiamo assistito ad una crescente polarizzazione politica in molte società del mondo. Questo fenomeno, accentuato dalle dinamiche dei social media e dall'attivismo moderno, ha avuto un impatto significativo sulla vita quotidiana delle persone. Se, da un lato, l'attivismo ha il potere di sensibilizzare su importanti questioni sociali, dall'altro può anche portare a divisioni profonde e spesso acrimoniose tra individui, famiglie e comunità. Ecco come l'attivismo moderno, in contesti di estrema polarizzazione, può influenzare negativamente la vita di tutti i giorni:

1. **Echo Chambers e Filtri Bolla:** Le piattaforme di social media, progettate per mostrare agli utenti ciò che vogliono vedere, possono involontariamente creare "echo chambers" o "filtri bolla". In questi ambienti, gli individui sono esposti principalmente a informazioni e opinioni che rafforzano le loro credenze preesistenti, riducendo l'esposizione a punti di

vista diversi. Questa mancanza di diversità di pensiero può portare a una visione distorta della realtà e a una diminuzione della capacità di comprendere e empatizzare con opinioni diverse.

2. **Estremismo e Intolleranza:** In un clima di polarizzazione, le opinioni moderate possono essere soffocate da voci più estreme. Questo può portare a una crescente intolleranza verso chi ha opinioni diverse e a una diminuzione del dialogo costruttivo. In queste circostanze, l'attivismo può trasformarsi in atti di ostracismo o cancellazione di chi non condivide una particolare visione.

3. **Tensioni Familiari e Relazionali:** La polarizzazione può infiltrarsi nella sfera privata. Famiglie e amici possono ritrovarsi divisi su questioni politiche o sociali, portando a tensioni, incomprensioni e, in alcuni casi, a rottura di legami di lunga data.

4. **Paralisi Decisionale:** A livello di governance, l'attivismo polarizzato può ostacolare la capacità dei leader di prendere decisioni efficaci. Se ogni decisione è vista attraverso una lente polarizzata, diventa difficile trovare un terreno comune o compiere passi avanti su questioni critiche.

5. **Stress e Ansia:** L'esposizione costante a discorsi polarizzati e conflittuali, spesso amplificati dai media e dai social media, può aumentare i livelli di stress e ansia negli

individui. Questo può avere effetti negativi sulla salute mentale e fisica delle persone.

6. **Riduzione della Cohesione Sociale:** La fiducia è la base di ogni società funzionante. In contesti di estrema polarizzazione, la fiducia reciproca tra cittadini può erodersi, minando la coesione sociale e la solidarietà.

7. **Manipolazione e Disinformazione:** L'attivismo in un ambiente polarizzato è particolarmente vulnerabile alla manipolazione. Campagne di disinformazione possono essere lanciate per sfruttare divisioni esistenti, ulteriormente amplificando le tensioni.
In conclusione, mentre l'attivismo ha il potere di portare al cambiamento e di sfidare le ingiustizie, in un ambiente di polarizzazione estrema può avere effetti collaterali indesiderati. La sfida è come navigare in questi tempi turbolenti, promuovendo la giustizia e l'equità, ma anche mantenendo un senso di comunità e coesione.

Mentre l'attivismo ha storicamente svolto un ruolo cruciale nella promozione dei diritti umani e nell'ottenere giustizia per le comunità oppresse, l'ambiente attuale, altamente digitalizzato e interconnesso, presenta nuove sfide. La velocità con cui le informazioni si diffondono, unita alla facilità con cui possono essere distorte o manipolate, ha reso il panorama dell'attivismo particolarmente complesso.

L'importanza del simbolismo nell'attivismo moderno non può essere sottovalutata. L'uso di hashtag, ad esempio, è diventato uno strumento fondamentale per mobilitare le masse. Tuttavia, mentre questi simboli possono creare coesione, possono anche semplificare eccessivamente questioni complesse, riducendo il discorso a slogan o frasi fatte che spesso non catturano la complessità di una determinata questione.

La logica dei social media premia la virilità. Ciò può spingere gli attivisti a formulare messaggi che suscitano forti reazioni emotive, piuttosto che comunicazioni ponderate e bilanciate. In molti casi, la rabbia e l'indignazione diventano le emozioni predominanti, soffocando le voci che cercano una mediazione o una comprensione reciproca.

Le piattaforme digitali, mentre offrono un potenziale senza precedenti per la mobilitazione e la diffusione di informazioni, hanno anche introdotto il problema delle "notizie false" o "fake news". Questa disinformazione può essere utilizzata per sminuire o screditare movimenti legittimi, creando confusione tra il pubblico e seminando dubbi sulle reali intenzioni o sull'efficacia di un determinato movimento o campagna.

Inoltre, l'anonimato che queste piattaforme possono offrire spesso dà spazio ad attacchi personali, troll e cyberbullismo, rendendo l'attivismo online un campo minato di potenziali conflitti interpersonali. Questa dinamica può dissuadere molti dal partecipare attivamente a discussioni online, temendo ritorsioni o attacchi personali.

La monetizzazione dei contenuti sui social media ha anche creato uno spazio in cui l'attivismo può essere sfruttato per guadagno personale. La "commodificazione" dell'attivismo, dove la causa diventa secondaria al profitto o alla celebrità personale, può danneggiare la credibilità dei movimenti e ridurre la fiducia del pubblico nell'attivismo in generale.

Infine, la natura globale dell'attivismo digitale può a volte offuscare le specifiche realtà locali. Ciò che può essere una soluzione efficace o un messaggio potente in un contesto potrebbe non avere lo stesso impatto o potrebbe addirittura essere dannoso in un altro. La sfida è quindi bilanciare la globalizzazione dell'attivismo con una comprensione e una sensibilità alle specifiche questioni locali.

In tutto ciò, è importante riconoscere che, nonostante le sue sfide, l'attivismo moderno ha anche portato a cambiamenti significativi e positivi in molte società. Tuttavia, in un mondo sempre più polarizzato, è fondamentale riflettere sull'approccio, sui metodi e sulle strategie utilizzate per garantire che l'attivismo porti a soluzioni costruttive piuttosto che a ulteriori divisioni.

Al di là delle piattaforme digitali, l'attivismo moderno ha influenzato anche il mondo dell'arte, dell'istruzione e della cultura pop. Le questioni politiche e sociali sono state infuse in ogni aspetto della vita quotidiana, dai film ai libri, dalla moda alle canzoni, rendendo quasi impossibile isolarsi dai dibattiti e dalle controversie del nostro tempo.

Il mondo accademico, ad esempio, è diventato un terreno fertile per dibattiti riguardo alla "correttezza politica". I corsi universitari e le lezioni scolastiche sono stati critici per la loro percezione di essere troppo "inclusivi" o non abbastanza. Mentre alcuni sostengono che l'inclusione di una varietà di voci e prospettive è essenziale per una comprensione completa di qualsiasi argomento, altri vedono questi cambiamenti come una forma di revisionismo o addirittura di censura.

Nei luoghi di lavoro, la formazione sulla diversità e l'inclusione è diventata una norma in molte industrie. Se, da un lato, tali iniziative possono contribuire a creare ambienti più equi e accoglienti, dall'altro possono anche causare tensioni tra i dipendenti, specialmente se questi programmi sono percepiti come coercitivi o come un tentativo di "indottrinamento".

La cultura pop, in particolare, è stata influenzata dalla crescente onda di consapevolezza politica e sociale. Artisti, musicisti e celebrità sono diventati attivisti, utilizzando la loro piattaforma per diffondere messaggi e promuovere cause. Mentre queste figure possono giocare un ruolo cruciale nella sensibilizzazione su questioni importanti, esiste anche il rischio che la loro celebrità offuschi o banalizzi problemi seri. Inoltre, il fenomeno delle "celebrità attiviste" ha sollevato domande sull'autenticità: stanno davvero sostenendo una causa perché ci credono, o è semplicemente un mezzo per guadagnare ulteriore visibilità e popolarità?

Le influenze dell'attivismo moderno possono essere viste anche nel crescente dibattito sul ruolo delle corporazioni nella società. Mentre molte aziende hanno adottato missioni e valori "socialmente responsabili", altre sono state criticate per il "woke-washing", un termine che si riferisce alla pratica di appropriarsi di temi sociali o politici in modo superficiale, senza un vero impegno o azione dietro. Questo tipo di attivismo performative ha il potenziale di minare la fiducia dei consumatori e di ridurre la serietà di questioni cruciali.

Allo stesso modo, mentre molti movimenti di attivismo moderno hanno avuto successo nel portare problemi a un pubblico più ampio, c'è anche il pericolo dell'effimero. In un'epoca dominata da cicli di notizie sempre più rapidi e da attenzioni sempre più brevi, le cause possono diventare rapidamente "fuori moda", sostituite dalla prossima grande controversia o dal prossimo trend virale.

Questo ciclo costante di attenzione e distrazione può rendere difficile mantenere l'attenzione del pubblico su questioni di lungo termine, che richiedono impegno sostenuto e azione prolungata piuttosto che soluzioni rapide o soluzioni facili. La sfida, quindi, diventa come mantenere la trazione e l'energia attorno alle questioni, anche quando non sono più al centro dell'attenzione dei media.

La polarizzazione politica che abbiamo osservato nell'epoca moderna non è un fenomeno isolato, ma piuttosto il risultato di una serie di fattori interconnessi che influenzano e sono influenzati dall'attivismo contemporaneo. Questi fattori spaziano dalle dinamiche dei social media alla monetizzazione dell'attivismo, dall'integrazione di temi politici nella cultura pop alla crescente pressione sul mondo accademico e sulle aziende per allinearsi a certe ideologie o valori.

L'essenza dell'attivismo è quella di portare al centro dell'attenzione tematiche di rilevanza sociale e politica, spingendo per il cambiamento. Ma come abbiamo visto, l'ambiente in cui opera l'attivismo moderno presenta sia opportunità che ostacoli unici. L'accesso alle piattaforme digitali ha democratizzato la voce, permettendo a più individui di partecipare al discorso pubblico.

Tuttavia, queste stesse piattaforme possono anche amplificare la disinformazione, polarizzare ulteriormente il discorso e ridurre la complessità di questioni gravi a soundbite o hashtag.

L'intreccio di politica e cultura pop, sebbene possa portare a una maggiore consapevolezza di alcune questioni, può anche rischiare di ridurre l'autenticità e la profondità con cui queste questioni vengono affrontate. Le celebrità e le aziende, pur avendo il potenziale di essere potenti alleati nell'attivismo, possono anche distorcere o commercializzare movimenti per guadagno personale o brand positioning.

In un contesto in cui l'attivismo rischia di diventare performative, è essenziale che le persone rimangano informate, critico e attente al contesto più ampio. Questo significa non solo consumare informazioni da fonti diverse, ma anche impegnarsi in dialoghi costruttivi, cercando di comprendere le sfaccettature delle questioni e riconoscendo la complessità che spesso le caratterizza.

In conclusione, mentre la polarizzazione politica e l'attivismo moderno hanno profondamente influenzato la nostra società, è cruciale riconoscere, navigare e, se possibile, mitigare i potenziali effetti collaterali negativi. La chiave per farlo risiede in un pubblico informato e impegnato che si avvicina all'attivismo con una mentalità critica, ma aperta, pronta a sfidare, ascoltare e, soprattutto, ad agire con intenzione e integrità.

3. La Vita Autonoma: Introduzione alla vita autosufficiente come risposta.

La vita autonoma, o autosufficienza, rappresenta un ritorno a uno stile di vita in cui gli individui e le comunità cercano di soddisfare le proprie esigenze senza dipendere eccessivamente da sistemi esterni, come le grandi corporazioni o le strutture governative centralizzate. Questo modo di vivere si basa sulla capacità di produrre, piuttosto che consumare, e sul principio di responsabilizzare l'individuo e la comunità. Ma, cosa significa esattamente vivere in modo autonomo e perché potrebbe essere visto come una risposta ai temi di polarizzazione politica e attivismo moderno?

Fondamenta della Vita Autonoma:
1. **Alimentazione Autosufficiente**: Una delle prime cose che vengono in mente quando si parla di autosufficienza è la capacità di produrre il proprio cibo. Ciò può includere l'agricoltura, l'allevamento, la pesca o la raccolta. Coltivare un orto, ad esempio, non solo fornisce cibo fresco e nutriente, ma riduce anche la dipendenza dai supermercati e dai loro sistemi di distribuzione,

spesso caratterizzati da sprechi e una scarsa tracciabilità dei prodotti.

2. **Energia Rinnovabile**: L'autosufficienza energetica si riferisce alla capacità di produrre energia senza dipendere dalle reti elettriche nazionali. Ciò può essere ottenuto attraverso pannelli solari, turbine eoliche o altre forme di energia rinnovabile.

3. **Abilità Artigianali e Manuali**: La conoscenza e la pratica di competenze come la cucitura, la carpenteria, o la conservazione degli alimenti possono ridurre la necessità di acquistare beni di consumo, promuovendo invece una cultura del "fai da te" e del riuso.

4. **Economia Locale e Baratto**: Sostituire l'economia globale con una locale può aiutare a ridurre l'impronta di carbonio e a promuovere comunità più resilienti. Il baratto, o scambio di beni e servizi, può anche ridurre la dipendenza dal denaro come mezzo di scambio.

5. **Salute e Benessere**: La conoscenza delle piante medicinali, l'abilità nell'uso di rimedi naturali e una maggiore attenzione alla prevenzione possono ridurre la dipendenza da sistemi sanitari centralizzati e farmaceutici.

La Vita Autonoma come Risposta:
Di fronte a un mondo in cui le ideologie politiche e sociali possono influenzare profondamente la vita quotidiana delle persone, la vita autonoma

offre un ritiro e un ritorno alle radici. Essa rappresenta una pausa dalla frenesia della vita moderna e una possibilità di riconnettersi con la natura, con se stessi e con la comunità.
Inoltre, l'autosufficienza può essere vista come un'azione diretta contro le strutture di potere centralizzate. Invece di essere un semplice consumatore in un sistema economico globale, diventi un produttore, un creatore, e riacquisti il controllo sulla tua vita e sul tuo ambiente.
Tuttavia, è importante notare che la vita autonoma non significa isolarsi completamente dal mondo esterno. Piuttosto, è una scelta consapevole di ciò a cui si dà valore, una ri-prioritizzazione della vita basata sull'essenzialità, sulla comunità e sulla connessione con la terra.
In conclusione, mentre il mondo esterno può sembrare sempre più caotico e polarizzato, la vita autosufficiente offre una via di fuga, un ritorno all'essenziale, e la promessa di una vita più connessa, significativa e sostenibile.

La decisione di intraprendere una vita autonoma non è soltanto una reazione all'ambiente esterno, ma spesso emerge da una profonda riflessione interiore sull'essenza della vita e su ciò che veramente conta. Questo stile di vita richiede un cambiamento radicale, non solo nei comportamenti ma anche nelle mentalità. Al di là delle pratiche tangibili come coltivare un orto o installare pannelli solari, c'è una filosofia intrinseca che sottolinea la scelta dell'autosufficienza.

Questa filosofia è radicata nella resilienza, nel desiderio di essere meno vulnerabile ai capricci dell'economia globale o alle decisioni prese dalle grandi corporazioni e governi. Si tratta di ridurre la complessità della vita moderna, eliminando l'eccesso e concentrando l'attenzione su ciò che è veramente essenziale. Per molti, la vita autonoma è anche una forma di resistenza, un modo per rifiutare la crescente commercializzazione e materialismo della società moderna.

Un altro aspetto fondamentale della vita autonoma è l'idea della comunità. Anche se l'obiettivo è ridurre la dipendenza dai sistemi esterni, ciò non significa affrontare la vita in isolamento. Le comunità che praticano l'autosufficienza tendono a essere strettamente interconnesse, con individui e famiglie che si sostengono a vicenda, condividendo risorse, competenze e conoscenze. Questa interdipendenza consente di creare una rete di sicurezza, dove le persone possono fare affidamento l'una sull'altra in tempi di bisogno.

La connessione con la natura è un altro pilastro della vita autonoma. Vivere in modo autosufficiente spesso significa sviluppare un rapporto più profondo e rispettoso con l'ambiente circostante. Questo può manifestarsi nel modo in cui si coltiva il cibo, evitando pesticidi e pratiche agricole industriali, o nel modo in cui si utilizzano le risorse, cercando sempre di ridurre, riutilizzare e riciclare. Ma oltre a queste pratiche tangibili, c'è anche un profondo senso di gratitudine e meraviglia verso il mondo naturale, una consapevolezza che tutto è interconnesso e che ogni azione ha delle conseguenze.

La scelta di una vita autonoma può anche portare a una maggiore consapevolezza di sé e a una comprensione più profonda dei propri valori e desideri. Molti di coloro che scelgono questo stile di vita scoprono che, liberandosi dalle distrazioni e dalle pressioni della società moderna, sono in grado di entrare in contatto con se stessi a un livello molto più profondo. Questo può portare a una maggiore pace interiore, a una maggiore chiarezza mentale e a una sensazione generale di contentezza.

Tuttavia, è importante riconoscere che la vita autonoma presenta anche delle sfide. Essere autosufficienti significa affrontare direttamente le difficoltà, che si tratti di un raccolto fallito, di un problema con l'energia solare o di qualsiasi

altro ostacolo che potrebbe emergere. Richiede
una grande determinazione, capacità di problem-
solving e la volontà di imparare continuamente e
adattarsi. Ma per molti, questi ostacoli sono
piccoli in confronto ai benefici e alla
soddisfazione che derivano dal vivere in modo
autosufficiente.

La scelta di abbracciare una vita autonoma è una
profonda manifestazione di autonomia e
autodeterminazione, ma anche un
riconoscimento del potere e della bellezza
dell'interdipendenza con la natura e la comunità.
Al suo nucleo, l'autosufficienza rappresenta una
ricerca di equilibrio, un equilibrio tra l'individuo
e la comunità, tra l'uomo e la natura, e tra le
necessità immediate e le visioni a lungo termine.
Molti sostengono che il mondo moderno, con le
sue comodità e tecnologie, ci ha allontanato dal
nostro senso intrinseco di connessione con la
terra e gli uni con gli altri. Abbiamo guadagnato
in efficienza, velocità e accesso, ma abbiamo
perso in relazioni autentiche, consapevolezza
ambientale e, in alcuni casi, senso di scopo. La
vita autonoma tenta di riequilibrare questa scala,
ponendo l'accento sulla qualità piuttosto che
sulla quantità, e sul significato piuttosto che sulla
mera convenienza.

Oltre a queste considerazioni filosofiche, ci sono vantaggi pratici tangibili nell'adottare uno stile di vita autosufficiente. La riduzione della dipendenza da risorse esterne porta spesso a una maggiore sicurezza economica. In periodi di instabilità economica o di interruzioni della catena di approvvigionamento, ad esempio, essere in grado di produrre il proprio cibo o generare la propria energia può offrire una notevole pace mentale.

Tuttavia, l'autosufficienza non significa necessariamente rifiutare ogni aspetto della modernità. Piuttosto, offre la possibilità di scegliere consapevolmente ciò che si desidera incorporare nella propria vita e ciò che si desidera evitare o limitare. Questa consapevolezza e capacità di scelta può portare a una maggiore libertà personale e a un senso di controllo sulla propria vita.

Infine, l'essenza della vita autonoma risiede nella sua sostenibilità intrinseca. Si tratta di creare cicli chiusi, dove i rifiuti di un sistema diventano le risorse di un altro. È una visione olistica che riconosce che tutto è connesso e che le nostre azioni hanno delle ripercussioni.
In sintesi, la vita autonoma, come risposta al caos e alle complessità del mondo moderno, non è

solo un ritorno alle radici, ma anche un passo avanti verso un futuro più sostenibile, equilibrato e connesso. Attraverso l'adozione di pratiche autosufficienti e l'incorporazione dei principi della vita autonoma, si può aspirare a una esistenza più armoniosa, resiliente e significativa.

4. Mindfulness e Riflessione Personale: Perché è importante capire se stai seguendo una folla o il tuo vero io.

La mindfulness, o consapevolezza, è una pratica millenaria che, negli ultimi decenni, ha acquisito rilevanza anche nell'ambito della psicologia occidentale. Essa implica la capacità di prestare attenzione al momento presente in modo non giudicante e con piena accettazione. In un'era di sovraccarico di informazioni, distrazioni digitali e pressioni sociali, la mindfulness può servire come un faro, guidando le persone verso una comprensione più chiara di sé e delle proprie decisioni.

1. **Folla vs Autenticità**: Viviamo in una società in cui la pressione del gruppo e la cultura popolare spesso influenzano le nostre decisioni, a volte a scapito della nostra autenticità. Essere costantemente bombardati da opinioni, tendenze e aspettative può portare le persone a conformarsi senza nemmeno rendersene conto. Questa conformità, però, può distorcere la percezione di chi siamo veramente, portandoci a compiere scelte non in linea con i nostri veri desideri e valori.

2. **Il Ruolo della Mindfulness**: La pratica della mindfulness ci invita a fermarci e a riflettere sulle nostre azioni, sentimenti e pensieri. Questa pausa permette di analizzare se stiamo agendo secondo la nostra vera natura o se stiamo semplicemente seguendo la corrente. Con una pratica regolare, diventiamo più abili nel riconoscere quando le nostre decisioni sono influenzate da pressioni esterne piuttosto che da un autentico senso interiore.

3. **Benefici della Riflessione Personale**: La capacità di riconoscere e differenziare tra le influenze esterne e le proprie convinzioni autentiche ha numerosi benefici. Ci permette di vivere una vita più in linea con i nostri valori, portando a una maggiore soddisfazione personale. Inoltre, la capacità di agire in modo

autentico rafforza la nostra autostima e il nostro senso di identità.

4. **I Pericoli del Conformismo Inconsapevole**: Seguire la folla senza una vera riflessione può portare a una serie di problemi. Non solo ci priva della gioia e della soddisfazione che derivano dal vivere una vita autentica, ma può anche portare a sentimenti di estraneità, insoddisfazione e in alcuni casi, depressione. Inoltre, il conformismo può impedire lo sviluppo personale e limitare il potenziale individuale.

5. **Come Coltivare la Mindfulness e la Riflessione**: Ci sono molte pratiche che possono aiutare a sviluppare la consapevolezza e la riflessione personale. Queste includono la meditazione, la scrittura riflessiva, la terapia e altre pratiche di auto-scoperta. Dedica del tempo ogni giorno, anche solo pochi minuti, a queste pratiche può portare a profonde intuizioni e trasformazioni personali.

   In conclusione, in un mondo in cui le pressioni esterne sono costanti, è essenziale prendersi il tempo per riflettere su chi siamo veramente e su ciò che vogliamo dalla vita. La mindfulness e la riflessione personale non solo ci proteggono dal rischio del conformismo, ma ci guidano anche verso una vita più autentica, soddisfacente e significativa.

Il concetto di autenticità, spesso celebrato nelle culture orientali e nelle filosofie antiche, ha acquisito una crescente importanza nell'Occidente contemporaneo, in particolare con l'avanzare della società digitalizzata. Le piattaforme di social media, per esempio, pur avendo enormi benefici in termini di connessione e condivisione, hanno anche creato un ambiente in cui l'autopresentazione e la ricerca di approvazione esterna diventano centrali.

In questo contesto, la distinzione tra la propria autentica voce interiore e le voci esterne diventa sfumata. Le persone possono iniziare a valutarsi attraverso 'likes', condivisioni e commenti, determinando il proprio valore sulla base delle reazioni esterne. Questo può portare a una sorta di 'performance' continua, dove l'individuo rappresenta una versione di sé stesso per il piacere o l'approvazione degli altri, piuttosto che vivere secondo la propria essenza.

La mindfulness, essendo una pratica di attenzione al momento presente, offre uno spazio per sospenderlo, per staccarsi da queste performance e riconnettersi con il proprio sé autentico. Quando ci fermiamo e osserviamo i nostri pensieri e sentimenti senza giudizio, possiamo iniziare a vedere i modelli, riconoscere le influenze esterne e discernere ciò che veramente risuona con il nostro vero io.

Molte persone scoprono che, una volta che iniziano a praticare la mindfulness, si rendono conto di quanti dei loro comportamenti quotidiani sono automatici o influenzati da aspettative esterne. Questa realizzazione può essere sconcertante, ma è anche un potente catalizzatore per il cambiamento. Se possiamo riconoscere quando non stiamo vivendo in modo autentico, possiamo iniziare a fare scelte più consapevoli che riflettano i nostri veri desideri e valori.

La società contemporanea, con le sue continue distrazioni e pressioni, può rendere difficile sentire la nostra voce interiore. Tuttavia, questa voce non scompare mai completamente. Può essere soffocata o messa da parte, ma con la pratica e la dedizione, può essere riscoperta e amplificata.

Un aspetto fondamentale di questo processo di riscoperta è l'accettazione. Molte persone temono che, esplorando il loro vero io, possano scoprire qualcosa che non gli piace. Tuttavia, l'essenza della mindfulness è l'accettazione non giudicante. Questo significa che, indipendentemente da ciò che scopriamo su noi stessi, ci avviciniamo con curiosità, gentilezza e compassione.

Con il tempo, questa pratica di osservazione non giudicante può portare a una maggiore accettazione di sé, e con essa, una maggiore libertà. Libertà da aspettative esterne, dalla pressione di conformarsi e dalla paura del giudizio. Con questa libertà viene anche una maggiore capacità di vivere in modo autentico, di fare scelte che sono in linea con ciò che veramente vogliamo e di creare una vita che rispecchia i nostri veri desideri e valori.

L'interazione tra individuo e società è una danza complessa, spesso sottolineata da tensioni e compromessi. Nella nostra epoca, dominata dalla tecnologia e dai media, le persone sono esposte a un flusso costante di informazioni, immagini e ideali. Mentre questa esposizione può ampliare la consapevolezza e la comprensione del mondo, può anche influenzare profondamente il modo in cui percepiamo noi stessi, il nostro valore e il nostro posto nel mondo.

All'interno di questa marea di input esterni, emergono nuovi standard e aspettative, molti dei quali sono irrealistici o addirittura in conflitto tra loro. Ad esempio, la cultura popolare può celebrare l'individualismo e l'unicità, ma contemporaneamente promuovere un idealismo estetico che può sembrare omogeneizzato.

Questa doppiezza può causare confusione interna, spingendo le persone a chiedersi se dovrebbero cercare di adattarsi a questi ideali o abbracciare la loro unicità.

La mindfulness, come pratica, offre un rifugio da questo ciclone di aspettative esterne. Quando ci immergiamo nel momento presente, anche solo per pochi minuti, possiamo trovare un centro di calma e stabilità. Da questo centro, possiamo osservare le forze esterne senza essere travolti da esse. Questo distacco consente una riflessione profonda: sono queste aspettative e ideali esterni veramente in linea con ciò che voglio per me stesso? Questo interrogativo, pur sembrando semplice, è cruciale per sviluppare una solida comprensione di sé.

Un altro strumento potente per la riflessione è la pratica di osservare le proprie reazioni emotive. Quando ci imbattiamo in un post sui social media, un annuncio o qualsiasi altro stimolo, come ci sentiamo? Se proviamo invidia, insoddisfazione o qualsiasi altra emozione negativa, può essere un indicatore che stiamo misurando noi stessi secondo un qualche standard esterno. Riconoscendo queste emozioni, possiamo iniziare a esplorare le radici di questi sentimenti e determinare se sono basate su aspettative realistiche o su ideali distorti.

Allo stesso modo, la consapevolezza può aiutarci a riconoscere quando ci sentiamo veramente contenti, soddisfatti o ispirati. Questi momenti di positività possono essere indicatori dei nostri veri valori e desideri, aiutandoci a delineare un percorso di vita che sia veramente in linea con la nostra autentica essenza.

In questo contesto, la riflessione personale non è solo un atto di introspezione, ma anche di resistenza. In un mondo in cui ci viene costantemente detto cosa dovremmo desiderare, come dovremmo apparire e chi dovremmo essere, prendersi il tempo per interrogarsi e definire la propria identità è un atto rivoluzionario. Questo non significa rifiutare ogni influenza esterna, ma piuttosto valutarla, accoglierla se è in sintonia con il nostro vero io, e lasciarla andare se non lo è. Attraverso questa pratica, possiamo costruire una base solida di autocomprensione, resistere alle pressioni esterne e muoverci nel mondo con autenticità e sicurezza.

La nostra capacità di navigare in un mondo complesso e spesso travolgente dipende in gran parte dalla nostra capacità di rimanere radicati nella nostra essenza autentica. La marea di aspettative, pressioni e ideali che ci circondano può facilmente distorcere la nostra percezione di noi stessi, spingendoci a perseguire obiettivi e ideali che non rispecchiano veramente chi siamo o ciò che desideriamo dalla vita. In questo contesto, le pratiche di mindfulness e riflessione personale non sono solo strumenti per il benessere personale, ma bussola indispensabile per orientarci in una società in continua evoluzione.

La mindfulness ci insegna ad abbracciare il presente, a vivere il momento senza giudizio e ad accogliere ogni esperienza come un'opportunità per apprendere e crescere. Questa attenzione consapevole crea una pausa, uno spazio tra lo stimolo e la risposta, dove possiamo scegliere come reagire piuttosto che agire in modo impulsivo o automatico. Questo spazio ci permette di riflettere sulle influenze esterne e di discernere quali sono autenticamente in linea con i nostri valori e desideri.

Parallelamente, l'importanza della riflessione personale non può essere sottovalutata. Vivere una vita autentica richiede un costante interrogarsi, un esame dei propri valori, desideri e aspirazioni. Questo tipo di riflessione ci permette di distinguere tra ciò che la società ci dice di desiderare e ciò che veramente desideriamo. Ci aiuta a comprendere se stiamo vivendo una vita che rispecchia le nostre aspirazioni più profonde o se stiamo semplicemente seguendo un percorso prestabilito che potrebbe non essere il più adatto per noi.

In conclusione, mentre viviamo in un'era caratterizzata da una quantità senza precedenti di informazioni, distrazioni e pressioni, possediamo anche gli strumenti per navigare in questo paesaggio con intenzionalità e chiarezza. La mindfulness e la riflessione personale, quando praticate con dedizione, possono servire come potenti alleati nella nostra ricerca di una vita autentica, significativa e allineata con il nostro vero io. E, in un mondo in cui l'autenticità può sembrare sempre più rara, questi strumenti non solo ci permettono di vivere vite più ricche e soddisfacenti, ma rappresentano anche un regalo per le comunità e le società in cui viviamo, poiché una persona autentica contribuisce al mondo in modi unici e inestimabili.

5. Alimentazione e Autosufficienza: Come coltivare il proprio cibo e ridurre la dipendenza dai supermercati.

L'alimentazione è uno degli aspetti fondamentali della nostra esistenza. Non solo ci fornisce l'energia necessaria per vivere, ma ci collega anche alla terra, alle stagioni e alle tradizioni culturali. Con l'avvento della globalizzazione e delle catene di supermercati, molte persone sono diventate sempre più distaccate dalla fonte del loro cibo. Mentre questa evoluzione ha portato a una maggiore accessibilità e varietà di prodotti, ha anche causato una disconnessione tra il consumatore e l'origine del cibo, nonché un aumento della dipendenza da sistemi di produzione alimentare di massa.

Coltivare il proprio cibo

La coltivazione del proprio cibo è un modo tangibile per riconnettersi con la terra e per avere un controllo diretto su ciò che si mangia. Questo non solo può migliorare la qualità e la freschezza dei prodotti, ma può anche promuovere una maggiore consapevolezza e gratitudine per il processo di crescita del cibo.

1. **Orti domestici:** Anche uno spazio piccolo può essere trasformato in un orto produttivo. Balconi, terrazzi, o piccole porzioni di terreno possono ospitare una varietà di piante commestibili.

L'orticultura verticale, l'uso di vasi sospesi o giardini a terrazze possono massimizzare lo spazio disponibile.

2. **Orti comunitari:** Per coloro che non hanno spazio personale, gli orti comunitari offrono un'opportunità per coltivare il cibo e costruire comunità. Questi spazi condivisi non solo producono verdure, ma anche relazioni e apprendimento collettivo.

3. **Acquaponica e idroponica:** Questi sistemi, che coltivano piante in soluzioni acquose piuttosto che in terra, possono essere particolarmente utili in ambienti urbani o in aree con suolo non ideale.

Riduzione della dipendenza dai supermercati

Ridurre la dipendenza dai supermercati non significa necessariamente evitarli del tutto, ma piuttosto diversificare le fonti di approvvigionamento alimentare.

1. **Mercati degli agricoltori:** Questi mercati offrono prodotti freschi e spesso biologici direttamente dai produttori locali. Sostengono l'economia locale e promuovono una maggiore connessione tra agricoltori e consumatori.

2. **Acquisti diretti e CSA (Comunità che Sostiene l'Agricoltura):** Molti agricoltori offrono sistemi di abbonamento dove i

consumatori possono ricevere periodicamente ceste di prodotti freschi.

3. **Conservazione dei cibi:** Imparare a conservare il cibo attraverso metodi come la fermentazione, la essiccazione, e la messa in scatola può estendere la disponibilità di cibi freschi durante tutto l'anno e ridurre la necessità di acquisti frequenti.

In conclusione, coltivare il proprio cibo e ridurre la dipendenza dai supermercati non solo offre benefici tangibili in termini di salute e sostenibilità, ma può anche essere un percorso verso una maggiore consapevolezza, autosufficienza e connessione con la comunità e la terra.

L'approccio all'autosufficienza nel campo dell'alimentazione è più di una semplice tendenza o decisione pratica; rappresenta una filosofia di vita, un ritorno a un modo di vivere più connesso e rispettoso dell'ambiente e delle proprie esigenze. La crescente dipendenza dai supermercati ha portato non solo a una disconnessione dalla fonte del nostro cibo, ma anche a una perdita di competenze e conoscenze che una volta erano comuni.

Quando pensiamo alla coltivazione del cibo, potremmo immaginare grandi appezzamenti di terra coltivati, ma in realtà, la moderna agricoltura urbana ha dimostrato che è possibile coltivare una sorprendente quantità di cibo in spazi ristretti. Ad esempio, le tecniche di giardinaggio intensivo, come la coltivazione in rilievo o la successione di colture, permettono di ottenere più cibo da una piccola area. Questi metodi richiedono una pianificazione attenta e una buona conoscenza delle piante, ma possono essere estremamente produttivi.

Oltre a ciò, l'allevamento di piccoli animali può essere un altro passo verso l'autosufficienza. Galline, quaglie, conigli e api possono essere allevate anche in contesti urbani, a condizione di seguire le regolamentazioni locali. Le galline, ad esempio, non solo forniscono uova, ma anche fertilizzante per il giardino e aiutano a tenere sotto controllo parassiti come insetti e lumache. Un altro aspetto da considerare è l'importanza delle piante perenni nell'agricoltura sostenibile. Mentre le colture annuali devono essere piantate ogni anno, le perenni, una volta stabilite, possono produrre cibo per anni con meno lavoro e input. Frutti come mele, pere, lamponi, e mirtilli, così come verdure perenni come asparagi e rabarbaro, sono esempi di alimenti che possono essere coltivati con meno sforzo rispetto alle colture annuali.

Anche l'acqua gioca un ruolo cruciale nell'autosufficienza. La raccolta dell'acqua piovana, la creazione di giardini che conservano l'umidità e l'uso efficiente dell'acqua sono tutte tecniche che possono aiutare a ridurre la dipendenza dalle risorse idriche esterne.

Infine, la scelta dei semi è essenziale per chiunque aspiri all'autosufficienza. Molti agricoltori e giardinieri scelgono di utilizzare semi ereditari, che possono essere raccolti e riutilizzati anno dopo anno, a differenza di molte varietà ibride commerciali. Conservare e scambiare questi semi non solo garantisce una fornitura continua, ma contribuisce anche a preservare la biodiversità delle piante.

Tuttavia, non bisogna dimenticare che l'autosufficienza non significa isolamento. La collaborazione e la condivisione delle risorse e delle competenze con i vicini e la comunità possono rafforzare la resilienza individuale e collettiva. Gruppi di acquisto, cooperative agricole e banchi del seme comunitari sono tutte iniziative che uniscono le persone intorno all'obiettivo comune di un'alimentazione più sostenibile e indipendente.

L'arte della autosufficienza alimentare non si ferma solo alla produzione, ma si estende anche alla preparazione e conservazione degli alimenti. Con il crescente interesse per le diete sane e l'origine degli alimenti, molte persone stanno riscoprendo metodi tradizionali di conservazione che permettono di godere dei frutti del proprio lavoro per tutto l'anno.

La fermentazione, per esempio, è una tecnica antica che trasforma gli alimenti e li conserva attraverso l'azione di batteri benefici. Dal kimchi coreano al chucrut tedesco, dalle salse fermentate ai cetriolini, la fermentazione non solo conserva il cibo, ma lo arricchisce anche di probiotici che possono beneficiare la salute intestinale. E, ovviamente, ci sono anche bevande fermentate come il kombucha e il kefir che sono diventate molto popolari per le loro presunte proprietà salutari.

Un'altra pratica tradizionale è l'essiccazione. Sebbene oggi molti utilizzino essiccatori elettrici, metodi semplici come l'essiccazione al sole o al vento sono stati utilizzati per secoli. Frutta, verdura, erbe e persino carni possono essere essiccate e conservate per lunghi periodi. Questi alimenti essiccati possono poi essere reidratati e utilizzati in una varietà di ricette, o consumati tali e quali come snack.

La salatura è un altro metodo di conservazione ancestrale. Il sale disidrata gli alimenti e inibisce la crescita di batteri nocivi. Carne, pesce e verdure possono essere conservati attraverso la salatura. Il pesce salato, in particolare, ha una lunga storia in molte culture costiere.
C'è poi la pratica della conservazione sott'olio. Verdure come peperoni, pomodori secchi, aglio e funghi possono essere conservati in olio d'oliva, che aiuta a preservare il sapore e a prevenire la crescita di batteri.
Non bisogna dimenticare il congelamento, una tecnica moderna ma efficace. Con l'avvento dei congelatori domestici, è diventato più semplice conservare grandi quantità di cibo. Frutta, verdura, carni, brodi e persino pasti preparati possono essere congelati e consumati in un secondo momento.
Inoltre, l'autosufficienza alimentare comporta anche la capacità di utilizzare al meglio ciò che si ha. Ciò significa imparare a utilizzare le parti degli alimenti che potrebbero altrimenti essere scartate. Brodi fatti con ossa e verdure, confetture e marmellate fatte con frutta imperfetta, e insalate fatte con verdure che altrimenti potrebbero essere scartate sono esempi di come si può ridurre lo spreco e massimizzare l'uso delle risorse.

Incoraggiare la biodiversità nel proprio giardino o orto è anche essenziale. La coltivazione di varietà native e meno comuni di piante può aiutare a preservare le specie minacciate e a fornire una dieta più varia. Inoltre, può aiutare a proteggere l'orto da malattie e parassiti, dato che una maggiore diversità di piante tende a attrarre una maggiore diversità di insetti benefici.

Nel contesto dell'autosufficienza, è importante anche considerare l'importanza dell'educazione. Condividere conoscenze e competenze con altri, soprattutto con le nuove generazioni, può garantire che le tecniche e le tradizioni dell'autosufficienza continuino a prosperare nel tempo.

La transizione verso un modello di vita basato sull'autosufficienza alimentare rappresenta molto più di una mera scelta dietetica; è un viaggio profondo verso una connessione più intima con la terra, con ciò che mangiamo e, in ultima analisi, con noi stessi. Ogni passo verso l'autosufficienza, sia esso piccolo o grande, ha implicazioni sia immediate sia a lungo termine. Da un punto di vista pratico, coltivare il proprio cibo e impiegare tecniche di conservazione tradizionali assicura che ciò che portiamo sulla nostra tavola sia nutriente, privo di sostanze chimiche indesiderate e in sintonia con le stagioni. Questa immediata consapevolezza delle origini del cibo rafforza il nostro legame con l'ambiente circostante e con le comunità locali. La scelta di ridurre la dipendenza dai supermercati e dai sistemi di distribuzione alimentare industriale non è solo una reazione alle potenziali problematiche legate all'approvvigionamento. È anche una presa di posizione contro un sistema alimentare che spesso antepone il profitto alla qualità, alla sostenibilità e al benessere animale. Optare per una dieta basata su ciò che può essere prodotto localmente o nel proprio giardino è un impegno verso un consumo più responsabile e consapevole.

Dal punto di vista economico, l'autosufficienza può offrire significativi risparmi a lungo termine. Mentre la creazione di un orto o l'acquisto di attrezzature per la conservazione possono richiedere investimenti iniziali, i benefici di avere un'offerta costante di cibo fresco e conservato possono rapidamente compensare questi costi. Sul piano psicologico e spirituale, l'atto di coltivare, raccogliere e preparare il proprio cibo può avere profondi effetti benefici. La soddisfazione di vedere una pianta crescere dal seme alla maturazione, di assaporare il frutto del proprio lavoro e di nutrire sé stessi e i propri cari con cibo genuino ha un valore incommensurabile. Questo processo può diventare meditativo, un'opportunità per riflettere sulla ciclicità della vita, sulla nostra dipendenza reciproca con la natura e sulle gioie semplici che spesso vengono trascurate nell'agitato ritmo della vita moderna.

In conclusione, mentre l'idea di autosufficienza alimentare potrebbe sembrare un'utopia o un ritorno a un passato idealizzato per alcuni, rappresenta in realtà una visione progressiva e sostenibile per il futuro. In un mondo sempre più interconnesso, dove la provenienza del cibo può spesso essere oscura e la sua qualità incerta, prendere in mano le redini della propria alimentazione diventa un atto di responsabilità, resistenza e, in ultima analisi, di amore verso sé stessi, verso gli altri e verso il pianeta.

6. Tecnologia Conscia: Riduzione dell'esposizione ai social media e utilizzo della tecnologia in modo significativo.

Nell'era digitale in cui viviamo, la tecnologia ha assunto un ruolo predominante nelle nostre vite. Se da un lato essa offre opportunità senza precedenti per l'accesso alle informazioni, la connettività e la creatività, dall'altro può facilmente diventare una fonte di distrazione, alienazione e stress. La chiave sta nel trovare un equilibrio, utilizzando la tecnologia in modo consapevole e significativo. Ma cosa significa esattamente "tecnologia consapevole"?

Cos'è la Tecnologia Conscia

La tecnologia consapevole non riguarda semplicemente l'adozione o il rifiuto di specifici dispositivi o piattaforme. Si tratta di una filosofia che incoraggia l'utilizzo della tecnologia con intenzionalità, consapevolezza delle proprie azioni e comprensione degli effetti che la tecnologia ha sul nostro benessere mentale, emotivo e fisico.

Riduzione dell'Esposizione ai Social Media

I social media hanno rivoluzionato il modo in cui comunichiamo, accediamo alle informazioni e condividiamo momenti della nostra vita. Tuttavia, l'uso eccessivo o compulsivo dei social media può portare a una serie di problemi, tra cui ansia, depressione, invidia, solitudine e altro.

1. **Limitare il Tempo di Utilizzo**: Stabilire limiti di tempo giornalieri per l'uso dei social media può aiutare a prevenire la compulsività. Alcuni smartphone e applicazioni offrono funzioni di monitoraggio del tempo che possono aiutare a tenere traccia dell'utilizzo.

2. **Notifiche**: Disattivare le notifiche non essenziali può ridurre le distrazioni e la tentazione di controllare continuamente il telefono.

3. **Digiuno Digitale**: Designare periodi di tempo, come un'intera giornata alla settimana, lontano dai social media può aiutare a staccare e riconnettersi con il mondo reale.

Utilizzo della Tecnologia in Modo Significativo

Non si tratta solo di ridurre l'uso della tecnologia, ma di utilizzarla in modo che arricchisca le nostre vite:

1. **Apprendimento**: Sfruttare piattaforme online per l'apprendimento, come corsi, webinar o tutorial, può essere un modo produttivo di utilizzare la tecnologia.

2. **Creatività**: Ci sono innumerevoli strumenti digitali che permettono di esprimere la propria creatività, dalla fotografia al design grafico, dalla scrittura alla musica.

3. **Connessione Autentica**: Anche se i social media possono spesso sembrare superficiali, possono anche essere utilizzati per creare connessioni autentiche, sostenere cause importanti o costruire comunità.

4. **Benessere**: App di meditazione, fitness, sonno e altre relative al benessere possono essere utilizzate per migliorare la qualità della vita e mantenere uno stile di vita sano.

In conclusione, la tecnologia, se utilizzata in modo consapevole, può essere uno strumento incredibilmente potente che arricchisce la nostra vita piuttosto che distrarla. La chiave sta nell'essere sempre presenti nelle proprie scelte, riconoscendo quando la tecnologia serve veramente ai nostri scopi e quando, invece, può essere opportuno staccare e riconnettersi con il mondo reale.

Nell'esplorazione approfondita della tecnologia consapevole, possiamo iniziare ad analizzare come certe abitudini legate all'uso della tecnologia influenzino profondamente la psiche umana.

L'Impatto Psicologico dei Social Media

Mentre i social media possono funzionare come potenti piattaforme di comunicazione e condivisione, hanno anche dimostrato di influire sulla nostra autostima e percezione di noi stessi.

Quando ci confrontiamo costantemente con le versioni ideali e spesso irrealistiche della vita altrui, può emergere un sentimento di inadeguatezza. Questo confronto incessante può alimentare ansia, insoddisfazione e persino depressione.

Dipendenza Tecnologica

La progettazione delle app e dei siti web di oggi punta spesso a mantenere l'utente il più possibile all'interno della piattaforma. Questo può portare a ciò che molti chiamano "dipendenza da schermo" o "dipendenza da smartphone". Oltre ai problemi psicologici, ciò può causare anche disturbi fisici, come problemi alla vista, posture scorrette e disturbi del sonno dovuti all'esposizione prolungata alla luce blu degli schermi.

Privacy e Sicurezza

Con la crescente digitalizzazione, la nostra privacy è diventata più vulnerabile. La consapevolezza dell'uso della tecnologia dovrebbe includere una comprensione approfondita di come proteggere i propri dati e informazioni personali. Questo implica conoscere le impostazioni di privacy delle piattaforme che utilizziamo e essere cauti con le informazioni che condividiamo online.

Tecnologia e Relazioni Umane

La facilità di connessione virtuale ha trasformato il modo in cui interagiamo gli uni con gli altri. Ma questa connessione incessante ha un prezzo. Molti sentono che, nonostante la capacità di "connettersi" virtualmente in qualsiasi momento, sentono un senso di isolamento e solitudine. Questo paradosso sottolinea l'importanza delle interazioni faccia a faccia e della presenza fisica nelle nostre vite.

Mindful Tech e Ambienti Digitali

Se da una parte c'è un chiaro impulso verso la produzione di contenuti sempre più accattivanti e avvincenti, dall'altra esiste un movimento emergente che promuove la creazione di tecnologie e ambienti digitali "mindful". Questi sono progettati per promuovere il benessere, incoraggiare la consapevolezza e ridurre la dipendenza. Esistono app che incoraggiano pause regolari dallo schermo, piattaforme che promuovono la meditazione e la mindfulness, e dispositivi che monitorano e limitano il tempo trascorso davanti agli schermi.

Valore del Tempo Reale

In un mondo sempre più digitalizzato, è fondamentale riconoscere il valore del tempo trascorso lontano dagli schermi. Passeggiare nella natura, leggere un libro cartaceo, fare attività fisica o semplicemente trascorrere del

tempo di qualità con gli amici e la famiglia senza distrarsi con notifiche e messaggi può avere un impatto profondamente rinvigorente sul benessere generale.
Infine, la chiave per navigare in questo paesaggio digitale è la consapevolezza. Siamo alla guida della nostra esperienza tecnologica e possiamo scegliere come e quando interagire con il mondo digitale.

La tecnologia, in particolar modo i social media e le piattaforme digitali, ha creato un universo parallelo in cui molte persone vivono, lavorano e socializzano. Se utilizzata correttamente, offre straordinarie opportunità per l'istruzione, la comunicazione e l'innovazione. Tuttavia, come abbiamo discusso, ci sono anche potenziali trappole e pericoli nascosti all'interno di questo universo digitale, che possono influenzare negativamente il benessere fisico, mentale ed emotivo delle persone.

Riepilogo delle sfide principali:

1. **Confronto e Percezione**: La continua esposizione alle vite curate e spesso idealizzate degli altri sui social media può distorcere la percezione della realtà e creare sentimenti di inadeguatezza e insoddisfazione.

2. **Dipendenza e Distrazione**: La progettazione delle piattaforme digitali, spesso volta a massimizzare l'engagement, può portare a forme di dipendenza, distogliendo l'attenzione dalle attività e dalle persone nel mondo reale.

3. **Privacy**: Nell'era digitale, la protezione dei dati e delle informazioni personali è diventata una preoccupazione crescente. La consapevolezza e la prudenza nel condividere online sono fondamentali.

4. **Influenza sulle Relazioni Interpersonali**: Se da una parte la tecnologia ha facilitato la comunicazione a distanza, dall'altra ha anche influenzato la qualità delle nostre interazioni, favorendo spesso relazioni superficiali o distanti.

5. **Tecnologia e Mindfulness**: Sebbene ci sia una chiara tendenza verso contenuti sempre più coinvolgenti, emerge un movimento contrapposto che mira a creare tecnologie più attente e consapevoli.

Il Cammino Verso Una Tecnologia Conscia

La soluzione a queste sfide non è rifiutare la tecnologia, ma piuttosto adottare un approccio più riflessivo e consapevole al suo utilizzo. Implica stabilire limiti sani, fare scelte intenzionali su quando e come utilizzare la tecnologia, e riconoscere il valore delle esperienze offline.

Ecco alcune azioni pratiche per una tecnologia consapevole:

- **Impostare Limiti**: Designare tempi specifici per la disconnessione. Questo può includere momenti senza schermo prima di dormire o dedicare una giornata alla settimana come "digiuno digitale".

- **Utilizzare Strumenti di Monitoraggio**: Sfruttare le app o le funzioni del telefono che monitorano il tempo trascorso su specifiche piattaforme per avere una visione chiara del proprio utilizzo.

- **Cultivare la Presenza**: Quando si è con gli altri, mettere da parte il telefono e impegnarsi in conversazioni e attività faccia a faccia.

- **Formazione e Istruzione**: Informarsi sulle migliori pratiche per proteggere la privacy online e sulle implicazioni psicologiche dell'uso eccessivo della tecnologia.

In sintesi, in un mondo in cui la tecnologia è onnipresente, la chiave per una vita equilibrata e soddisfacente non è rinunciare completamente al digitale, ma piuttosto imparare a navigare nel paesaggio tecnologico con intenzionalità,

consapevolezza e rispetto per il proprio benessere
e quello degli altri.

7. Educazione in Casa: Vantaggi e svantaggi, e
come può aiutare a filtrare l'overload
informativo.

Educazione in Casa: Vantaggi e svantaggi, e come può aiutare a filtrare l'overload informativo.

Nell'epoca attuale, con l'accesso illimitato
all'informazione e l'incessante flusso di dati
provenienti da diverse fonti, l'educazione dei figli
ha assunto una nuova dimensione. Molti genitori
sono preoccupati per il tipo e la quantità di
informazioni a cui i loro figli sono esposti. Di
fronte a questo scenario, l'educazione in casa (o
homeschooling) è diventata una scelta sempre
più popolare per molte famiglie. Analizziamo i
vantaggi, gli svantaggi e come l'educazione in
casa può essere una risposta all'overload
informativo.

Vantaggi dell'Educazione in Casa:

1. **Personalizzazione dell'Apprendimento**:
   L'educazione in casa permette una maggiore
   flessibilità nel curriculum, consentendo agli
   studenti di progredire al proprio ritmo e
   focalizzarsi su aree di particolare interesse.

2. **Ambiente Sicuro e Solido**: Gli studenti possono imparare in un ambiente familiare, libero da possibili distrazioni, bullismo o pressioni sociali.

3. **Rafforzamento dei Legami Familiari**: Passare più tempo insieme può rafforzare i legami familiari e permettere ai genitori di avere un maggiore controllo sull'educazione morale e valoriale dei propri figli.

4. **Filtrare l'Informazione**: L'educazione in casa permette ai genitori di avere un controllo maggiore sul tipo di informazioni a cui i figli sono esposti, garantendo un apprendimento più focalizzato e senza distrazioni.

Svantaggi dell'Educazione in Casa:

1. **Mancanza di Interazione Sociale**: Una delle critiche più comuni all'educazione in casa è la potenziale mancanza di interazione con coetanei, che può influire sullo sviluppo sociale dell'individuo.

2. **Onere per i Genitori**: L'educazione in casa richiede un impegno significativo da parte dei genitori in termini di tempo, risorse e preparazione.

3. **Accesso Limitato a Risorse**: Gli studenti potrebbero non avere accesso alle stesse risorse, come laboratori, biblioteche o attività extracurriculari, disponibili nelle scuole tradizionali.

4. **Potenziali Lacune nell'Istruzione**: Se i genitori non sono adeguatamente preparati o informati, possono esserci lacune nell'istruzione dei figli.

L'Educazione in Casa come Risposta all'Overload Informativo:

L'overload informativo è una sfida della nostra era, con l'incessante bombardamento di notizie, pubblicità, social media e informazioni di ogni tipo. Per i giovani, ciò può tradursi in stress, ansia e confusione. L'educazione in casa può fornire una sorta di "filtro", aiutando a proteggere gli studenti da questo sovraccarico.

- **Ambiente Controllato**: In casa, i genitori possono limitare e selezionare le fonti di informazione, garantendo che ciò che viene presentato sia appropriato, rilevante e di qualità.

- **Approfondimento e Riflessione**: Con meno distrazioni e pressioni esterne, gli studenti hanno la possibilità di approfondire gli argomenti e riflettere criticamente su ciò che imparano.

- **Valutazione Critica delle Fonti**: L'educazione in casa può anche includere l'insegnamento di competenze fondamentali come la valutazione critica delle fonti e la capacità di discernere informazioni affidabili da quelle meno affidabili.

In conclusione, mentre l'educazione in casa offre sicuramente numerosi vantaggi, come la personalizzazione dell'apprendimento e la protezione dall'overload informativo, presenta anche alcune sfide. Tuttavia, con una pianificazione accurata, risorse appropriate e un impegno da parte dei genitori, può essere un'opzione valida e fruttuosa per molte famiglie. L'educazione in casa, in particolare in un'epoca dominata dalla digitalizzazione e dalla globalizzazione, presenta delle sfaccettature che vanno ben oltre le tradizionali argomentazioni pro e contro. Mentre l'overload informativo è certamente una preoccupazione, è anche vero che viviamo in un'epoca d'oro dell'accessibilità all'informazione. Ciò significa che, se utilizzata in modo appropriato, questa abbondanza di informazioni può essere sfruttata per potenziare l'educazione in casa.

Istruzione Culturale e Mondiale:
L'educazione in casa offre la possibilità di incorporare una vasta gamma di risorse culturali e mondiali nel curriculum. Musei virtuali, corsi online offerti da università di prestigio e piattaforme di apprendimento interattivo come Khan Academy o Coursera possono arricchire notevolmente l'esperienza educativa. Gli studenti possono esplorare le culture del mondo, imparare nuove lingue e acquisire una prospettiva globalizzata - tutto dalla comodità della loro casa.

Il Ruolo della Comunità nell'Educazione in Casa: Sebbene l'educazione in casa avvenga principalmente all'interno del nucleo familiare, è importante sottolineare il crescente ruolo delle comunità di homeschooling. Questi gruppi offrono opportunità di socializzazione, scambio di risorse e collaborazione. Può trattarsi di incontri settimanali in biblioteca, uscite didattiche organizzate o semplicemente di gruppi di sostegno dove genitori e studenti possono condividere esperienze e sfide.

L'Apprendimento Pratico come Risposta: Uno dei modi più efficaci per affrontare l'overload informativo è attraverso l'apprendimento pratico o esperienziale. Invece di affidarsi esclusivamente ai libri di testo o ai video online, l'educazione in casa può essere arricchita da esperienze concrete: coltivare un orto per comprendere la biologia, cucire o costruire per le lezioni di arte e matematica, o addirittura avviare un piccolo progetto imprenditoriale per le lezioni di economia.

La Flessibilità Temporale: Un altro aspetto fondamentale dell'educazione in casa è la flessibilità temporale. Mentre le scuole tradizionali operano secondo un orario rigido, l'educazione in casa può adattarsi alle esigenze e ai ritmi individuali di ciascuno studente. Questo può essere particolarmente utile per quegli studenti che sono più produttivi in momenti specifici della giornata o che desiderano dedicare più tempo a progetti approfonditi.

L'Evolutione dell'Educazione in Casa: È interessante notare come, con il passare del tempo, l'educazione in casa stia evolvendo. Ciò che una volta era visto come un percorso alternativo o marginale sta diventando sempre più accettato e riconosciuto. Con l'avvento della tecnologia, molte barriere tradizionali, come l'accesso a risorse didattiche di qualità o le opportunità di socializzazione, stanno diventando sempre meno problematiche.

In definitiva, l'educazione in casa, quando affrontata con intenzionalità e supportata da risorse adeguate, può offrire una risposta completa e olistica all'overload informativo. Mentre l'abbondanza di informazioni può sembrare schiacciante, con la giusta guida e struttura, può trasformarsi in un mare di possibilità infinite per l'apprendimento.

Approccio Personalizzato: Uno dei principali vantaggi dell'educazione in casa è la capacità di personalizzare l'apprendimento in base alle esigenze, agli interessi e alle capacità di ogni studente. Questo può essere particolarmente utile per gli studenti con esigenze particolari, che potrebbero non ricevere l'attenzione individualizzata di cui hanno bisogno in un'aula tradizionale. L'educazione in casa permette di adattare il ritmo, lo stile e i metodi di apprendimento in modo che siano perfettamente in sintonia con le esigenze dell'individuo.

Apprendimento Basato sui Progetti: Mentre molte scuole tradizionali si concentrano sull'apprendimento basato sui test, l'educazione in casa offre la flessibilità di adottare un approccio basato sui progetti. Ciò significa che gli studenti possono esplorare temi e argomenti attraverso progetti approfonditi, sviluppando così competenze pratiche e applicate. Ad esempio, invece di studiare la storia attraverso un libro di testo, un allievo potrebbe creare un documentario, scrivere un racconto o costruire un modello tridimensionale.

Relazione Famiglia-Scuola: Una delle dinamiche uniche dell'educazione in casa è la fusione tra famiglia e scuola. Questo può creare un ambiente di apprendimento più intimo e supportivo, dove la famiglia si trova al centro del processo educativo. Per molte famiglie, ciò porta a legami più stretti e a una comprensione più profonda delle capacità, delle passioni e delle sfide di ogni studente.

Esposizione Diversificata: Sebbene l'educazione in casa possa sembrare limitante in termini di socializzazione, può offrire in realtà un'ampia gamma di esposizioni a diverse idee, culture e filosofie. Molti genitori che optano per l'educazione in casa sono attivamente coinvolti nelle loro comunità e cercano opportunità per arricchire l'educazione dei loro figli attraverso viaggi, visite a musei, incontri con esperti in vari campi e partecipazione a gruppi di homeschooling diversificati.

Fuga dalla Mentalità Competitiva: In molte scuole tradizionali, la competizione per i voti, le posizioni nelle classifiche e l'accesso alle migliori università può essere intensa. L'educazione in casa può offrire una pausa da questa mentalità competitiva, permettendo agli studenti di concentrarsi sull'apprendimento per amore dell'apprendimento, piuttosto che per soddisfare le aspettative esterne. Questo può contribuire a una visione più sana dell'educazione e del successo.

L'Overload Informativo e la Media Literacy: In un mondo in cui le informazioni sono costantemente alla nostra portata, diventa fondamentale sviluppare una media literacy robusta. L'educazione in casa offre l'opportunità di insegnare agli studenti come valutare criticamente le fonti, distinguere tra fatti e opinioni e navigare nel vasto mare delle informazioni digitali.

L'educazione in casa, pertanto, non è semplicemente una reazione all'overload informativo o una fuga dalla modernità. Può essere vista come un'opportunità per ripensare e rinnovare l'approccio all'educazione in un mondo in rapida evoluzione. Attraverso l'educazione in casa, si può creare un ambiente di apprendimento attento, intenzionale e centrato sullo studente.

L'educazione in casa, una volta considerata una scelta marginale o alternativa, ha guadagnato una nuova rilevanza nell'era moderna. In un contesto in cui l'overload informativo può sembrare soverchiante e le distrazioni sono sempre dietro l'angolo, l'educazione in casa emerge come una soluzione potenziale per molte famiglie che desiderano un approccio più personalizzato, intimo e centrato sull'individuo all'istruzione.

Al cuore dell'educazione in casa c'è la libertà: la libertà di adattare il curriculum alle esigenze individuali dell'allievo, la libertà di esplorare argomenti e temi in profondità e, forse soprattutto, la libertà di apprendere al di fuori delle strutture rigide e dei vincoli imposti dall'istruzione tradizionale. Questa libertà, tuttavia, viene anche con la responsabilità di garantire che l'apprendimento sia equilibrato, completo e prepari lo studente per una società globale e interconnessa.

Il vantaggio di offrire un'istruzione personalizzata non può essere sottostimato. Per gli studenti che potrebbero lottare in un ambiente di aula tradizionale - che si tratti di sfide di apprendimento, bisogni speciali o semplicemente di un ritmo o stile di apprendimento diverso - l'educazione in casa può offrire un'alternativa preziosa. Può fornire un ambiente in cui la loro fiducia può fiorire e in cui possono raggiungere il loro pieno potenziale. Parallelamente, l'opportunità di immergersi nell'apprendimento basato sui progetti e di sviluppare competenze di vita reale - dalla gestione del tempo, alla ricerca indipendente, alla comunicazione e alle competenze sociali - si rivela fondamentale. Mentre il mondo diventa sempre più progetto-centrico, la capacità di avvicinarsi all'apprendimento con una mentalità pratica e applicata sarà sempre più preziosa.

La dinamica unica tra famiglia e scuola nell'ambito dell'educazione in casa rafforza i legami familiari e sottolinea il ruolo cruciale che la famiglia gioca nell'istruzione di un bambino. Per molti, l'educazione in casa diventa un viaggio condiviso di scoperta, crescita e apprendimento.

Tuttavia, l'educazione in casa non è esente da sfide. Esige dedizione, pianificazione e risorse. La questione della socializzazione, ad esempio, è una preoccupazione comune, anche se molte famiglie di homeschooling hanno trovato modi creativi per garantire che i loro figli siano ben socializzati e coinvolti nelle loro comunità.

In conclusione, l'educazione in casa, quando affrontata con intenzionalità, risorse e supporto, può servire come un efficace antidoto all'overload informativo e alle sfide dell'istruzione moderna. Offre una via di mezzo, un luogo dove l'apprendimento può essere sia profondo che ampio, e dove gli studenti possono essere preparati non solo con conoscenza, ma anche con saggezza, per navigare in un mondo sempre più complesso.

8. L'Arte dell'Artigianato: Come acquisire abilità tradizionali per una vita più soddisfacente.

L'Arte dell'Artigianato: Come acquisire abilità tradizionali per una vita più soddisfacente.

La Rinascita delle Competenze Tradizionali: In un'epoca dominata dalla tecnologia digitale, c'è una crescente nostalgia per le competenze artigianali tradizionali. La semplice azione di creare qualcosa con le proprie mani, che sia una maglia, un pezzo di legno intagliato o un pane fatto in casa, offre una profonda soddisfazione e un senso di realizzazione che spesso manca nella vita moderna.

Connettersi con le Radici: Le competenze artigianali tradizionali ci collegano a generazioni passate. Attraverso l'arte dell'artigianato, possiamo riscoprire e preservare tecniche e tradizioni che rischiano di andare perdute. Questa connessione con il passato può arricchire la nostra comprensione di noi stessi e del mondo che ci circonda.

Benefici Mentali e Fisici: L'artigianato non è solo un'abilità pratica; è anche terapeutico. Attività come la ceramica, la tessitura o il lavoro a maglia possono avere effetti meditativi, aiutando a ridurre lo stress e a migliorare la concentrazione. Inoltre, molte di queste competenze richiedono una buona coordinazione mano-occhio e possono aiutare a migliorare la destrezza e la funzione motoria.

Autosufficienza e Sostenibilità: Acquisire abilità tradizionali può contribuire all'autosufficienza. Ad esempio, saper fare il pane, conservare gli alimenti o riparare vestiti può ridurre la dipendenza dai negozi e dai servizi commerciali. Inoltre, molte di queste competenze promuovono la sostenibilità, poiché si basano sull'uso responsabile delle risorse e sulla creazione di prodotti durevoli.

Comunità e Condivisione: Mentre l'artigianato può essere un'attività solitaria, è anche un potente strumento di coesione sociale. Gruppi di lavoro a maglia, laboratori di ceramica o classi di falegnameria possono diventare luoghi di incontro e di scambio, dove le persone condividono non solo competenze, ma anche storie e esperienze.

Investire nel Futuro: Acquisire competenze artigianali tradizionali non è solo un ritorno al passato, ma anche un investimento nel futuro. In un mondo in cui l'automazione e la digitalizzazione stanno trasformando il mercato del lavoro, le abilità uniche e non automatizzabili saranno sempre più preziose. L'artigianato può offrire una carriera, una passione o semplicemente un hobby soddisfacente.

In conclusione, l'arte dell'artigianato non è solo un insieme di competenze; è un approccio alla vita. È una celebrazione della creatività, della dedizione e del duro lavoro. È un ponte tra il passato e il futuro, tra l'individuo e la comunità, tra l'uomo e la natura. In un mondo sempre più frenetico e digitalizzato, le abilità tradizionali ci offrono un'ancora, un momento di riflessione e una profonda soddisfazione.

Nell'esplorare l'arte dell'artigianato e il suo significato profondo, diventa evidente che questa pratica è intrinsecamente legata alla nostra natura umana. Ogni cultura nel corso della storia ha avuto le sue forme uniche di artigianato. Che si tratti delle complesse storie tessute nei tappeti persiani, delle dettagliate incisioni su utensili maori, o delle ceramiche dipinte a mano dell'Europa mediterranea, questi mestieri sono un riflesso diretto dei valori, della storia e delle aspirazioni di una società.

L'artigianato insegna anche pazienza. Nella nostra società moderna, dominata dalla gratificazione immediata, dedicare ore, giorni o persino mesi a un progetto artigianale può sembrare anacronistico. Tuttavia, proprio questa lenta dedizione al processo può diventare una forma di resistenza contro la frenesia della vita moderna. C'è qualcosa di profondamente gratificante nel vedere un progetto crescere gradualmente sotto le proprie mani, sapendo che ogni piccolo dettaglio è stato curato con attenzione.

Mentre le tecniche specifiche e i materiali utilizzati variano, ciò che accomuna tutte le forme di artigianato è la necessità di una profonda concentrazione e attenzione al dettaglio. Questo tipo di concentrazione profonda, spesso descritto come "flusso", ha benefici cognitivi e psicologici ben documentati, tra cui una maggiore sensazione di benessere e una diminuzione dei livelli di stress.

È anche interessante notare come, in un'epoca di produzione di massa, ci sia un crescente desiderio di oggetti fatti a mano. Questo potrebbe essere attribuito al desiderio di possedere qualcosa di unico, che ha una storia e un significato. L'artigianato porta con sé l'energia e l'intenzione dell'artigiano, rendendo ogni oggetto non solo funzionale, ma anche intriso di significato.

Inoltre, l'artigianato offre opportunità di apprendimento continuo. Non importa da quanto tempo si pratica un mestiere, c'è sempre qualcosa di nuovo da scoprire, che si tratti di una tecnica, di un materiale o di un design. Questa continua evoluzione e adattamento mantiene viva la passione e stimola la creatività.

Infine, l'arte dell'artigianato è strettamente legata all'ambiente. Molti artigiani optano per materiali sostenibili, locali e di origine etica. La conoscenza delle risorse locali, combinata con tecniche tradizionali, può risultare in opere che non solo sono belle esteticamente, ma anche rispettose dell'ambiente.

L'artigianato, nella sua essenza, è una celebrazione dell'individualità, della creatività e dell'ingegno umano. Ogni pezzo fatto a mano è un tributo alla tradizione, ma anche una testimonianza della continua innovazione e adattabilità dell'essere umano. In un mondo dominato da macchine e produzione di massa, l'artigianato emerge come un promemoria potente della nostra capacità di creare, innovare e connetterci profondamente con il lavoro delle nostre mani.

L'arte dell'artigianato ha, da sempre, rappresentato un punto d'incontro tra funzionalità e estetica. Ogni oggetto creato a mano non è solo un mezzo per soddisfare una necessità pratica, ma è anche un'espressione artistica, un pezzo d'arte in cui l'artigiano infonde la propria personalità, il proprio stile e la propria visione del mondo.

Al centro dell'artigianato c'è l'idea di autenticità. In un mondo dove la produzione su vasta scala può spesso portare a prodotti impersonali e omologati, l'oggetto fatto a mano rappresenta la contrapposizione perfetta: è autentico, unico e personale. Ogni piccolo "difetto" o imperfezione in un prodotto artigianale non è un errore, ma piuttosto una testimonianza della mano umana che l'ha creato.

L'artigianato può anche essere visto come un'ancora in un mondo in rapido cambiamento. Mentre tecnologie avanzate e innovazioni possono rivoluzionare interi settori in pochi anni, le tecniche artigianali, spesso tramandate di generazione in generazione, rimangono stabili. Questa continuità offre conforto e una certa prevedibilità in un'epoca di incertezza.

Ma non è solo la storia e la tradizione che rendono l'artigianato prezioso. La sua rilevanza nella società moderna può essere anche vista sotto una lente economica. Con l'ascesa dell'economia gig e l'evoluzione del mercato del lavoro, sempre più persone cercano modi alternativi per guadagnarsi da vivere. L'artigianato offre una via di fuga dalla tradizionale struttura del 9-5, permettendo agli individui di perseguire le proprie passioni e creare un reddito in modo indipendente.

Ci sono anche benefici tangibili legati alla pratica dell'artigianato. In un'epoca di isolamento sociale e crescente alienazione, dedicarsi a un'attività manuale può avere effetti terapeutici. Molti artigiani parlano della sensazione di "perdersi" nel loro lavoro, di entrare in uno stato meditativo in cui le preoccupazioni quotidiane si dissolvono e l'attenzione è completamente assorbita dal compito a portata di mano.
Inoltre, l'artigianato come pratica ha il potere di sfidare e ridefinire le tradizionali nozioni di valore. In un mondo in cui il prezzo e la velocità di produzione sono spesso prioritari, l'artigianato ci ricorda che ci sono altre metriche di valore: la qualità, la cura, l'attenzione al dettaglio e la sostenibilità.

E mentre l'artigianato può sembrare, a prima vista, come un ritorno al passato, in realtà rappresenta una visione molto moderna e progressista del mondo. Valorizza la diversità, celebrando le differenze individuali e culturali piuttosto che cercare di appiattirle. E in un mondo in cui la sostenibilità è diventata una preoccupazione centrale, l'artigianato, con il suo focus sulla qualità, la durata e l'uso responsabile delle risorse, potrebbe benissimo indicare la via del futuro.

L'arte dell'artigianato rappresenta una connessione profonda con il tessuto stesso dell'umanità. Questa pratica, che si estende attraverso le ere e le culture, ci offre una finestra sui valori, sulle tradizioni e sulle abilità delle civiltà passate e presenti. Ogni prodotto artigianale è un mosaico di storie, di ore di impegno, di dedizione e di amore per l'arte. In una società sempre più industrializzata e automatizzata, l'artigianato emerge come una voce di resistenza. Resiste alla standardizzazione, alla monotonie della produzione di massa, offrendo invece prodotti che sono intrinsecamente unici. Ma la sua importanza va ben oltre la mera creazione di oggetti. L'artigianato insegna valori fondamentali: pazienza, dedizione, e un apprezzamento per il valore del lavoro manuale. Questi sono concetti che, in molti modi, sono stati oscurati nella frenesia della modernità.

Dal punto di vista economico, l'artigianato rappresenta anche una forma di empowerment. Offre alle persone la possibilità di controllare direttamente il proprio destino economico, liberandosi dalle catene di lavori insoddisfacenti e impersonali. Attraverso l'artigianato, gli individui non solo possono guadagnare un reddito, ma possono anche esprimere la propria identità, la propria creatività e la propria visione del mondo.

La pratica dell'artigianato ha anche profondi benefici psicologici. In un'epoca di crescente disconnessione, dove molti sentono l'alienazione e l'isolamento della vita moderna, l'artigianato offre una forma di meditazione attiva. La profonda concentrazione necessaria per eseguire lavori manuali dettagliati può avere effetti terapeutici, riducendo lo stress e migliorando il benessere mentale.

In conclusione, mentre la società continua a progredire e a evolversi, l'artigianato rimane un pilastro costante, un promemoria dei valori e delle tradizioni che definiscono la nostra umanità. Questo non è solo un ritorno nostalgico al passato, ma piuttosto una riconoscenza per le pratiche che hanno arricchito le culture per secoli e che continuano a offrire profondi benefici oggi.

In un mondo in cui la tecnologia domina e l'efficienza è spesso prioritaria, l'arte dell'artigianato ci ricorda l'importanza dell'autenticità, della connessione e della cura nella creazione. E forse, più che mai, abbiamo bisogno di queste lezioni mentre navigiamo nel complicato paesaggio della vita contemporanea.

9. Gestione delle Finanze: Creazione di un'economia domestica autosufficiente.

La gestione delle finanze è fondamentale per chiunque aspiri a una vita autosufficiente. L'abilità di controllare e organizzare le proprie risorse economiche non solo garantisce una maggiore stabilità, ma può anche liberare una persona dalle catene di un debito incombente e di una dipendenza da sistemi economici volatili. Ma cosa significa creare un'economia domestica autosufficiente? E come si può raggiungere questo obiettivo?

I Princìpi di Base

1. Budgeting: Questa è la pietra angolare della gestione finanziaria. Creare e seguire un bilancio ti permette di comprendere dove vanno i tuoi soldi, quali sono le tue vere necessità e come puoi risparmiare.

2. Risparmio: Indipendentemente dalle entrate, mettere da parte una parte dei propri guadagni è essenziale. Questo non solo per gli imprevisti, ma anche per investire nel futuro.

3. Riduzione del Debito: Il debito può essere uno dei maggiori ostacoli alla autosufficienza finanziaria. Lavorare per ridurre e, infine, eliminare il debito dovrebbe essere una priorità.

4. Investimenti: Invece di lasciare i soldi fermi in banca, considera le opportunità di investimento. Questo può includere investimenti tradizionali, come azioni o obbligazioni, o investimenti più tangibili come terreni o attrezzature.

Passi verso l'Autosufficienza Finanziaria

1. Educazione Finanziaria: Investire tempo per apprendere nozioni di base sulla finanza, come funzionano gli interessi, i diversi tipi di conti bancari e le basi dell'investimento.

2. Diversificazione delle Entrate: Non affidarsi a una sola fonte di reddito. Ciò può includere avere un lavoro secondario, investire in un'attività secondaria o anche vender prodotti fatti in casa.

3. Creazione di un Fondo d'Emergenza: Prima di investire, assicurarsi di avere un cuscino finanziario per imprevisti, come perdita del lavoro, problemi di salute o danni alla casa.

4. Investire in Competenze: Spesso, le abilità possono essere più preziose del denaro stesso. Ad esempio, imparare a coltivare un orto può ridurre la spesa per il cibo, mentre imparare a fare piccole riparazioni domestiche può risparmiare su costosi interventi di manutenzione.

5. Revisione e Adattamento: Le circostanze cambiano e con esse le esigenze finanziarie. È importante rivedere periodicamente il bilancio e fare aggiustamenti in base alle nuove situazioni.

Conclusioni

L'obiettivo della gestione finanziaria non dovrebbe essere solo l'accumulo di ricchezza, ma piuttosto la creazione di un sistema sostenibile che permetta una vita autonoma e soddisfacente. La vera autosufficienza finanziaria si realizza quando si ha il controllo completo delle proprie finanze, senza la costante preoccupazione di debiti o la paura di imprevisti economici. Attraverso una pianificazione accurata, l'educazione e una forte etica del lavoro, è possibile costruire un'economia domestica che non solo sopravvive, ma prospera in un mondo in costante evoluzione.

Un concetto fondamentale quando si parla di autosufficienza economica è quello di "denaro resiliente". La resilienza, in questo contesto, implica la capacità di affrontare le fluttuazioni economiche e gli imprevisti senza andare in crisi. In altre parole, si tratta di costruire una sorta di "armatura finanziaria" che ti protegga dalle tempeste economiche.

Moneta Locale e Sistemi di Baratto

In alcune comunità, per incoraggiare l'indipendenza dall'economia globale e sostenere le imprese locali, sono state create monete locali. Queste monete funzionano solo all'interno di una determinata area geografica e possono essere usate per acquistare beni e servizi da imprese che accettano tale moneta. Un esempio famoso è il "Bristol Pound" nel Regno Unito.

Parallelamente, in molte comunità, i sistemi di baratto hanno visto una rinascita. Lo scambio di beni e servizi senza l'uso di denaro può ridurre la dipendenza dal sistema finanziario tradizionale e può aiutare a costruire una rete di supporto comunitario.

Consumo Consapevole

Anche il modo in cui scegliamo di spendere i nostri soldi può avere un impatto sulla nostra autosufficienza finanziaria. L'adozione di pratiche di consumo consapevole, come l'acquisto di prodotti locali, la scelta di aziende etiche o il sostegno a piccole imprese, può aiutare a costruire un'economia locale più forte e resiliente.

Risorse Rinnovabili e Sostenibilità

Dal punto di vista finanziario, l'investimento in risorse rinnovabili come l'energia solare o eolica può offrire un ritorno economico nel lungo termine, riducendo la dipendenza dalle utility e beneficiando di eventuali incentivi fiscali. Anche l'adozione di pratiche sostenibili in casa, come l'isolamento o l'utilizzo di apparecchi energeticamente efficienti, può portare a risparmi significativi nel tempo.

Relazione tra Salute e Finanze

Una parte spesso trascurata dell'autosufficienza economica è la relazione tra salute e finanze. Avere uno stile di vita sano, attraverso una dieta equilibrata, esercizio fisico e check-up regolari, può ridurre le spese mediche a lungo termine. L'adozione di pratiche preventive, come l'apprendimento delle basi della medicina naturale o la coltivazione di erbe medicinali, può ulteriormente contribuire a ridurre la dipendenza dal sistema sanitario.

Reti di Supporto Comunitario

L'idea di autosufficienza non significa necessariamente fare tutto da soli. Una vera autosufficienza si realizza anche attraverso la costruzione di reti di supporto nella propria comunità. Questo può includere gruppi di acquisto comune, cooperative locali, banche del tempo, e altre iniziative che sfruttano la forza della comunità per sostenere i suoi membri. Mentre la strada verso l'autosufficienza economica può sembrare ardua, i benefici sono molteplici: una maggiore sicurezza finanziaria, un legame più profondo con la propria comunità e l'empowerment di avere controllo sul proprio destino economico. E mentre l'autosufficienza può sembrare un ideale lontano, ogni piccolo passo in quella direzione può portare a un futuro più stabile e soddisfacente.

Conclusione dettagliata sul punto "Gestione delle Finanze: Creazione di un'economia domestica autosufficiente":

Nell'era moderna, dominata dalla digitalizzazione, dalle economie globali e dalla rapidità dei cambiamenti, molte persone sentono l'esigenza di riappropriarsi del controllo delle proprie finanze. La creazione di un'economia domestica autosufficiente non è solo una reazione a questa realtà, ma rappresenta anche un ritorno a principi di base che riconoscono l'importanza dell'indipendenza, dell'autoaffidabilità e della connessione con la propria comunità.

Al centro di questa filosofia vi è l'idea che non si debba essere completamente dipendenti da sistemi esterni per le proprie necessità finanziarie. Questo non implica un rifiuto totale del mondo esterno, ma piuttosto un desiderio di creare un equilibrio tra ciò che viene preso dal sistema e ciò che viene auto-prodotto o gestito internamente.

Le monete locali e i sistemi di baratto sono esempi concreti di come alcune comunità stiano cercando di ridurre la loro dipendenza dal sistema monetario tradizionale. Queste alternative promuovono una circolazione di beni e servizi all'interno di una comunità, rafforzando legami locali e sostenendo l'economia locale.

Il consumo consapevole rappresenta un altro pilastro fondamentale. È un approccio che va al di là della semplice gestione del denaro; è una filosofia di vita. Acquistare in modo etico, sostenere le piccole imprese e investire in risorse rinnovabili sono tutte azioni che rafforzano l'indipendenza finanziaria e, allo stesso tempo, contribuiscono positivamente alla società e all'ambiente.

Tuttavia, la gestione delle finanze non si limita alle sole transazioni monetarie. La salute, per esempio, ha un ruolo cruciale. Una buona salute fisica e mentale può ridurre significativamente le spese mediche, evitando costosi trattamenti o interventi. È un investimento preventivo che, a lungo termine, ha un ritorno economico indiscutibile.

Infine, l'idea di autosufficienza si estende anche alla creazione di reti di supporto comunitario. L'autosufficienza non significa isolarsi, ma piuttosto stabilire connessioni significative con coloro che condividono valori e obiettivi simili. La forza di una comunità unita può spesso superare le sfide che un individuo da solo potrebbe trovare insormontabili.

In conclusione, creare un'economia domestica autosufficiente è un viaggio che va ben oltre la semplice gestione del denaro. È un percorso di scoperta personale, di connessione con gli altri e con la terra, e di riscoperta dei valori e dei principi che possono guidarci verso un futuro più sostenibile, equo e soddisfacente. Mentre le sfide possono essere molte, le ricompense, sia tangibili che intangibili, sono immensurabili.

10. Comunità e Connessione Umana: Trovare o costruire una comunità che condivide valori simili.

Comunità e Connessione Umana: Trovare o costruire una comunità che condivide valori simili

In un'era dominata dalla tecnologia e dalla connettività digitale, il concetto di comunità ha subito una trasformazione radicale. La nostra capacità di comunicare e di connetterci istantaneamentc con persone da lutto il mondo ha dilatato il nostro senso di appartenenza a una comunità globale. Tuttavia, parallelamente a questa evoluzione, c'è una crescente consapevolezza dell'importanza delle connessioni umane reali e della creazione di comunità tangibili basate su valori condivisi.

1. **L'importanza delle comunità fisiche**: Mentre le comunità virtuali offrono sicuramente vantaggi, come la facilità di accesso e la diversità di opinioni, le comunità fisiche forniscono un senso di appartenenza che non può essere

replicato digitalmente. La connessione umana, i rapporti faccia a faccia e la condivisione di esperienze reali sono fondamentali per il benessere psicologico e fisico dell'individuo.

2. **Identificare i propri valori**: Prima di cercare o costruire una comunità, è essenziale avere chiarezza sui propri valori e su ciò che si ritiene importante. Questa consapevolezza aiuterà a trovare individui e gruppi che rispecchiano questi valori, garantendo una connessione più profonda e significativa.

3. **Dove cercare?** Ci sono molti luoghi in cui si possono trovare comunità di individui con valori simili. Questi possono includere centri comunitari, gruppi di meditazione, associazioni di volontariato, club di hobby o artigianato, e anche comuni o ecoaldeas, che sono comunità intenzionali incentrate sulla sostenibilità e la vita condivisa.

4. **Creare la propria comunità**: Se non si riesce a trovare una comunità esistente che rispecchi i propri valori, c'è sempre la possibilità di crearne una. Iniziare piccolo, magari con eventi o incontri regolari su temi di interesse, può aiutare a costruire una rete di persone con interessi e valori simili.

5. **Mantenere e nutrire la comunità**: Trovare o costruire una comunità è solo l'inizio. È essenziale impegnarsi attivamente per mantenerla viva e prospera. Ciò può includere la creazione di eventi regolari, la promozione di iniziative comuni, la risoluzione di conflitti in modo costruttivo e la condivisione delle risorse.

6. **I benefici della comunità**: Le comunità offrono una miriade di benefici. Forniscono sostegno emotivo, aiuto pratico in tempi di necessità, opportunità di apprendimento e crescita e, soprattutto, un senso di appartenenza.

7. **Comunità e resilienza**: Le comunità possono giocare un ruolo fondamentale nell'aiutare gli individui a superare le sfide. In tempi di crisi, sia a livello personale sia a livello collettivo, avere una rete di supporto può fare la differenza tra superare una sfida o sentirsi sopraffatti.

8. **Il ruolo della tecnologia**: Pur essendo essenziale costruire connessioni fisiche, la tecnologia può svolgere un ruolo complementare. Piattaforme online possono aiutare a coordinare eventi, condividere risorse e mantenere la connessione tra gli incontri fisici.

In conclusione, mentre viviamo in un mondo sempre più digitalizzato e globalizzato, la necessità di connessioni umane autentiche rimane fondamentale. Trovare o costruire una comunità che condivide valori simili non solo

arricchisce la nostra vita quotidiana, ma ci
fornisce anche le risorse e il sostegno necessari
per affrontare le sfide del mondo moderno. Una
comunità forte e connessa rappresenta uno dei
pilastri fondamentali per una vita equilibrata,
soddisfacente e resiliente.

La connessione umana, in tutte le sue forme, ha
radici antiche nella nostra specie. Durante la
nostra evoluzione, le comunità erano essenziali
non solo per la sopravvivenza, ma anche per
definire la nostra identità, per dare un senso al
nostro posto nel mondo e per fornirci un sistema
di supporto. Ogni cultura, attraverso la storia, ha
formato e plasmato comunità in modi unici,
basati su tradizioni, credenze, esigenze e
ambiente.
In tempi antichi, la comunità era spesso definita
dalla prossimità geografica. Le persone che
vivevano nelle stesse aree, condividendo risorse e
sfide, inevitabilmente si univano per offrire aiuto
reciproco. Questi primi insediamenti avevano
regole non scritte e rituali che erano essenziali
per la coesione del gruppo.
Ma al di là della mera sopravvivenza, le comunità
offrivano anche un forum per la celebrazione, il
lutto, la narrazione e il rituale. Gli antichi
romani, per esempio, avevano un profondo senso
di comunitas, un termine da cui deriva la nostra

parola moderna "comunità", che enfatizzava l'importanza delle relazioni reciproche. Allo stesso modo, molte culture indigene di tutto il mondo hanno costruito interi sistemi di valori intorno al concetto di comunità e connessione. Con l'avvento della rivoluzione industriale e l'urbanizzazione, la struttura tradizionale delle comunità ha iniziato a cambiare. Le persone si sono trasferite in città in cerca di lavoro, separandosi dalle loro radici comunitarie. Tuttavia, l'essere umano, essendo una creatura intrinsecamente sociale, ha cercato nuovi modi per connettersi. Nascono così nuove forme di comunità basate su interessi comuni, lavori, passatempi o credenze.

Il desiderio di connessione e comunità ha assunto una nuova dimensione con l'avvento della tecnologia e di internet. Le comunità virtuali hanno iniziato a proliferare, offrendo alle persone la possibilità di connettersi con individui da tutto il mondo con interessi o esperienze simili. Tuttavia, pur essendo queste connessioni virtuali preziose, spesso mancano dell'intimità e della profondità delle relazioni fisiche.

È interessante notare che, nonostante la globalizzazione e la connettività digitale, c'è una crescente tendenza verso la "località". Le persone si stanno rendendo conto dell'importanza di riconnettersi alle loro radici locali, di conoscere i loro vicini e di investire nelle loro comunità immediate.

Una componente essenziale della comunità è la condivisione di esperienze. Che si tratti di festeggiare un matrimonio, di piantare un giardino comunitario o di sostenersi a vicenda in momenti di crisi, condividere esperienze rafforza i legami comunitari. E mentre le parole possono aiutare a comunicare e condividere, è spesso attraverso azioni condivise, esperienze e rituali che una comunità trova la sua vera forza.

Il bisogno di appartenenza è un aspetto fondamentale della psiche umana. Abraham Maslow, nel suo modello della gerarchia dei bisogni, ha identificato l'appartenenza come uno dei bisogni fondamentali dell'essere umano. Prima di poter perseguire la stima e l'autorealizzazione, l'individuo deve sentirsi parte di un gruppo, deve sentirsi amato e accettato.

In questo contesto, le comunità non sono solo un lusso o un'aggiunta piacevole alla vita; sono essenziali per il benessere mentale e fisico. Trovare o costruire una comunità in cui ci si sente accettati e valorizzati può avere un profondo impatto sulla salute mentale, riducendo sentimenti di isolamento, depressione e ansia. E, in un'epoca in cui la disconnessione sembra essere la norma piuttosto che l'eccezione, la comunità assume un'importanza ancora maggiore. Mentre la società diventa sempre più frammentata, trovare o creare una comunità in cui sentirsi veramente a casa può essere una boccata d'aria fresca, un faro in mezzo alla tempesta.

La natura stessa della comunità si è evoluta e si è adattata alle circostanze storiche, culturali e sociali. Le comunità non sono entità statiche; crescono, cambiano e si adattano. In un certo senso, sono organismi viventi, riflettendo le persone che ne fanno parte e le circostanze in cui si trovano. Esaminare le diverse manifestazioni di comunità può aiutarci a comprendere meglio la sua natura essenziale e il suo valore per la società e per l'individuo.

Un aspetto notevole della comunità è la sua capacità di offrire supporto. Questo supporto può manifestarsi in molteplici modi: dal sostegno emotivo e psicologico in momenti di crisi, al supporto pratico, come l'aiuto in attività domestiche o la condivisione di risorse. La ricerca ha dimostrato che le persone che hanno un forte senso di appartenenza a una comunità hanno spesso una migliore salute mentale, sono più resilienti di fronte alle avversità e hanno un senso generale di benessere maggiore rispetto a quelle che non hanno una rete di supporto comunitario.

Inoltre, la comunità può funzionare come un luogo di apprendimento. Le comunità tradizionali erano spesso i principali centri di trasmissione della conoscenza. Attraverso storie, canzoni, danze e rituali, le generazioni passate trasmettevano saggezza e conoscenza alle generazioni successive. Questo tipo di apprendimento basato sulla comunità continua ad esistere in molte culture. Ad esempio, nelle comunità indigene di tutto il mondo, la narrazione è un mezzo fondamentale per trasmettere conoscenza e valori.
La comunità può anche essere vista come un contrappeso alle pressioni della società moderna. In un'epoca in cui il consumismo, l'individualismo e la competizione sono valori dominanti, una comunità basata su cooperazione, condivisione e reciprocità può offrire una visione alternativa del mondo. Una visione in cui le relazioni umane, la cura della Terra e il benessere collettivo sono al centro.

Ci sono, ovviamente, sfide associate alla costruzione e al mantenimento di comunità. In un mondo sempre più globalizzato e interconnesso, le tensioni possono sorgere a causa di differenze culturali, religiose o etniche. Tuttavia, molte comunità di successo hanno dimostrato che è possibile superare queste differenze attraverso il dialogo, la comprensione e il rispetto reciproco.

Le comunità possono anche essere strumenti di empowerment. Dando alle persone la possibilità di partecipare attivamente alle decisioni che riguardano la loro vita, le comunità possono dare ai loro membri un senso di agenzia e controllo. Questo è particolarmente evidente nelle comunità che si sono organizzate per affrontare sfide specifiche, come la protezione dell'ambiente, la promozione dei diritti delle donne o la lotta contro l'ingiustizia economica. Un altro aspetto fondamentale della comunità è il suo potenziale per la celebrazione. Attraverso festival, cerimonie e altre manifestazioni, le comunità possono celebrare la loro identità, la loro storia e i loro successi. Questi momenti di celebrazione sono essenziali per rafforzare i legami comunitari e per dare alle persone un senso di appartenenza e orgoglio.

In conclusione, mentre il concetto di comunità
può sembrare semplice in superficie, è in realtà
una complessa rete di relazioni, tradizioni e
valori. La sua importanza per l'essere umano non
può essere sottovalutata, soprattutto in un'epoca
in cui molte delle strutture tradizionali della
società stanno venendo meno. La comunità offre
un luogo di appartenenza, un luogo di
apprendimento e un luogo di sostegno,
rendendola essenziale per il benessere
dell'individuo e della società nel suo complesso.

Nel panorama contemporaneo, dove la rapidità
dell'informazione e la globalizzazione sembrano
diluire le nostre identità individuali e collettive,
le comunità rivestono un ruolo cruciale come fari
di stabilità e continuità. Rappresentano l'ancora
a cui ci agganciamo per trovare significato,
appartenenza e scopo in mezzo al tumulto del
cambiamento costante.

Le comunità, sia che si tratti di piccoli villaggi o
di grandi associazioni virtuali, incarnano una
raccolta di esperienze condivise, tradizioni e
valori. Essere parte di una comunità non significa
semplicemente vivere vicino a qualcuno o
condividere uno spazio fisico; si tratta di un
legame emotivo e psicologico che trascende la
geografia. Questo legame è alimentato dalla

fiducia reciproca, dal rispetto e da una comprensione condivisa dei valori e degli obiettivi comuni.

In un mondo in cui l'isolamento e la solitudine sono in aumento, a causa della crescente dipendenza dalla tecnologia e dell'alienazione dalla natura e dagli altri esseri umani, le comunità offrono una risposta, un rimedio. Essere parte di una comunità significa sapere che ci si può appoggiare agli altri nei momenti di bisogno, che ci sarà qualcuno a celebrare i successi e a offrire consolazione nei momenti di sconfitta.

Ma le comunità non sono solo una rete di sicurezza; sono anche fonti di ispirazione. La diversità di esperienze, conoscenze e abilità presenti in una comunità può fungere da catalizzatore per l'innovazione e la crescita personale. Essa può ispirare i suoi membri a perseguire nuovi obiettivi, a sfidare lo status quo e a cercare soluzioni creative ai problemi comuni. Inoltre, una comunità forte e coesa può anche fungere da baluardo contro le pressioni esterne. In un'epoca in cui le narrative dominanti sono spesso dettate da potenti conglomerati mediatici e corporazioni, le comunità possono rappresentare una voce alternativa, una resistenza all'omogeneizzazione e alla commercializzazione delle nostre vite.

Ma costruire e mantenere una comunità non è un compito facile. Richiede impegno, dedizione e, soprattutto, comunicazione. In un mondo in cui le differenze di opinione sono spesso amplificate dai social media e da altre piattaforme, è essenziale che le comunità promuovano il dialogo e la comprensione reciproca. Ciò richiede tolleranza, pazienza e la capacità di ascoltare, veramente ascoltare, gli altri.

In sintesi, le comunità sono molto più che semplici raggruppamenti di persone. Sono tessuti complessi di relazioni e interazioni che, se coltivate con cura, possono fornire ai loro membri una profonda sensazione di appartenenza e scopo. In un mondo in rapido cambiamento, dove molti dei nostri punti di riferimento tradizionali sono in declino, le comunità rappresentano una bussola che ci può guidare attraverso le tempeste e verso un futuro più luminoso e coeso.

11. Salute e Benessere: Medicina naturale, yoga, meditazione e altre pratiche di auto-cura.

Salute e Benessere: Medicina naturale, yoga, meditazione e altre pratiche di auto-cura.

In un'epoca in cui lo stress, la frenesia e le pressioni della vita moderna sembrano sempre più insostenibili, c'è un crescente bisogno di ritrovare equilibrio e benessere. Da un lato, la medicina moderna ha fatto passi da gigante, offrendo cure e trattamenti per una vasta gamma di malattie che una volta erano considerate incurabili. Tuttavia, c'è un crescente riconoscimento dell'importanza di integrare queste soluzioni moderne con approcci più tradizionali e olistici alla salute.

Medicina Naturale: La medicina naturale, o erboristeria, rappresenta un sistema di cure che si basa sull'utilizzo di piante, erbe e altri rimedi naturali per trattare una varietà di malattie. Al contrario dei farmaci prodotti industrialmente, questi rimedi tendono ad avere meno effetti collaterali e possono essere altrettanto efficaci in molti casi. Per esempio, la camomilla è conosciuta per le sue proprietà calmanti, mentre lo zenzero è spesso utilizzato come anti-nausea. L'uso di tali rimedi non solo affronta i sintomi ma cerca di bilanciare l'intero corpo, stimolando il sistema immunitario e promuovendo la guarigione naturale.

Yoga: Il yoga è molto più di una semplice serie di posture fisiche. Le sue radici affondano nelle antiche tradizioni spirituali dell'India, dove è visto come un percorso per collegare corpo, mente e spirito. La pratica regolare del yoga non solo migliora la flessibilità e la forza fisica ma aiuta anche a ridurre lo stress, a migliorare la concentrazione e a promuovere un senso generale di benessere. Con la sua combinazione di movimento, respirazione e meditazione, il yoga offre un modo olistico per mantenere e promuovere la salute.

Meditazione: La meditazione è una pratica antica che si concentra sull'addestramento della mente. Si tratta di imparare a calmare il flusso costante di pensieri e preoccupazioni che possono occupare la nostra mente, portando l'attenzione al presente. Numerosi studi hanno dimostrato che la meditazione regolare può ridurre lo stress, migliorare la qualità del sonno, aumentare la concentrazione e persino stimolare aree del cervello associate alla felicità e al benessere.

Altre pratiche di auto-cura: Oltre alle pratiche menzionate, ci sono molte altre attività che possono promuovere la salute e il benessere. Queste includono tecniche come l'aromaterapia, dove oli essenziali estratti da piante vengono utilizzati per promuovere la guarigione e il rilassamento; massaggi, che possono alleviare la tensione muscolare e migliorare la circolazione; e l'arteterapia, dove l'espressione creativa è utilizzata come mezzo di esplorazione e guarigione emotiva.

Concludendo, la salute e il benessere non sono solo l'assenza di malattia o infirmità. Rappresentano un equilibrio di corpo, mente e spirito, e richiedono un approccio olistico per essere mantenuti e promossi. Integrando la medicina moderna con pratiche tradizionali e olistiche, è possibile trovare un equilibrio che sostiene non solo la nostra salute fisica, ma anche il nostro benessere emotivo e spirituale.

Nell'ambito del benessere, non possiamo trascurare il ruolo fondamentale della nutrizione. Ciò che mettiamo nel nostro corpo ha un impatto diretto sulla nostra salute e sul nostro benessere generale. Alimenti naturali, non trasformati e ricchi di nutrienti possono fornire l'energia necessaria e contribuire a prevenire molte malattie. Al contrario, una dieta ricca di cibi trasformati, zuccheri e grassi saturi può portare a una serie di problemi di salute.

La filosofia dell'Ayurveda, una forma tradizionale di medicina indiana, sottolinea l'importanza di una dieta equilibrata per mantenere l'armonia del corpo e della mente. Secondo l'Ayurveda, ciascuno di noi ha un tipo di costituzione unico, o "dosha", che determina il tipo di cibo che è meglio per noi. Mangiare in accordo con il proprio dosha può aiutare a mantenere l'equilibrio e la salute.

Un altro aspetto spesso trascurato della salute e del benessere è la connessione tra mente e corpo. La ricerca ha dimostrato che la nostra salute mentale può avere un impatto diretto sulla nostra salute fisica. Stress, ansia e depressione possono contribuire a una serie di problemi fisici, compresi problemi cardiaci, diabete e obesità. Allo stesso modo, problemi fisici possono avere un impatto sulla nostra salute mentale. Per questo motivo, è essenziale prendersi cura sia della mente che del corpo. Tecniche come la terapia cognitivo-comportamentale, la terapia dell'arte e la terapia musicale possono offrire strumenti preziosi per affrontare problemi di salute mentale.

Oltre a ciò, l'importanza dell'ambiente circostante non può essere sottolineata abbastanza. Essere circondati da bellezza naturale, come parchi, foreste o spiagge, ha dimostrato di avere un effetto positivo sul benessere generale. Anche la qualità dell'aria e dell'acqua che consumiamo ha un impatto diretto sulla nostra salute. Creare un ambiente domestico che sia un rifugio sicuro e tranquillo può fare miracoli per il nostro benessere psicologico.

Un altro elemento essenziale per la salute è la connessione sociale. Essere parte di una comunità e avere relazioni positive e di sostegno può avere un profondo impatto sul nostro benessere generale. La ricerca ha dimostrato che le persone con forti legami sociali tendono ad essere più sane e a vivere più a lungo.

Infine, non possiamo trascurare il ruolo del sonno. Un sonno adeguato e di qualità è essenziale per la rigenerazione del corpo e della mente. Senza un riposo adeguato, le nostre funzioni cognitive e fisiche possono essere compromesse. La meditazione guidata, la musica rilassante e le tecniche di respirazione profonda possono essere utili per promuovere un sonno di qualità.

Allontanandoci dalle tradizionali pratiche ayurvediche e orientali, un altro aspetto del benessere è la fitoterapia, ovvero l'utilizzo di piante e erbe per promuovere la salute. Molti dei farmaci moderni hanno origine da composti trovati in natura. Ad esempio, l'aspirina, comunemente utilizzata come analgesico, ha le sue radici nell'antica pratica di masticare cortecce di salice per alleviare il dolore.

Le erbe come la camomilla, la melissa e la passiflora sono spesso utilizzate per promuovere il relax e combattere l'insonnia. Altre, come lo zenzero e la curcuma, sono note per le loro proprietà anti-infiammatorie. L'uso di oli essenziali, come quello di lavanda, rosmarino e tea tree, è diventato sempre più popolare per i loro potenziali benefici per la salute, che vanno dal rilassamento al sollievo da problemi respiratori e cutanei.

Un altro concetto che guadagna sempre più attenzione nel contesto della salute e del benessere è la "medicina di precisione". Questo approccio si concentra sull'idea che ogni individuo ha un profilo genetico, ambientale e di stile di vita unico, e quindi le strategie di prevenzione, diagnosi e trattamento dovrebbero essere personalizzate per ogni persona. Mentre tradizionalmente la medicina ha adottato un

approccio "taglia unica", la medicina di precisione riconosce le differenze individuali e cerca di sviluppare trattamenti che siano i più efficaci possibile per ciascun individuo.
La connessione tra la mente e l'intestino è un altro tema emergente nella scienza del benessere. Sempre più ricerche suggeriscono che l'intestino può svolgere un ruolo chiave nella regolazione dell'umore e della salute mentale. Probiotici, prebiotici e altri supplementi legati alla salute intestinale stanno guadagnando popolarità come possibili strumenti per migliorare sia la salute fisica che mentale.

Anche l'attività fisica, ovviamente, gioca un ruolo cruciale nella promozione della salute e del benessere. Non solo aiuta a mantenere un peso corporeo sano, ma l'esercizio regolare può anche migliorare l'umore, aumentare l'energia, promuovere un sonno migliore e ridurre il rischio di molte malattie croniche. La ricerca ha dimostrato che anche brevi periodi di attività fisica, come una camminata di 10 minuti, possono avere benefici per la salute.
Infine, non dimentichiamo l'importanza dell'acqua. Essendo il corpo umano composto per oltre il 60% da acqua, rimanere idratati è fondamentale per una serie di funzioni corporee, dalla regolazione della temperatura

all'eliminazione delle tossine. Consumare una quantità adeguata di acqua al giorno può aiutare a migliorare la concentrazione, combattere la fatica e mantenere la pelle idratata e luminosa.

La salute e il benessere, benché spesso relegati a termini semplici o concetti superficiali, rappresentano una combinazione complessa e interdipendente di fattori fisici, mentali ed emotivi. L'approccio olistico alla salute riconosce l'importanza di considerare l'individuo nel suo insieme, piuttosto che isolare un singolo aspetto o sintomo.

Le antiche pratiche di cura, come l'Ayurveda e la medicina tradizionale cinese, hanno sottolineato per millenni l'importanza di questa interconnessione. In questi sistemi, il corpo, la mente e lo spirito sono visti come una singola entità, dove uno squilibrio in una parte può causare disturbi in un'altra. La medicina moderna, con il suo crescente interesse per la medicina di precisione e la salute intestinale, sta iniziando a riconoscere e integrare queste antiche saggezze.

L'incorporazione di erbe, piante e oli essenziali nella nostra routine quotidiana può non solo offrire soluzioni per affrontare specifici disturbi, ma può anche servire come pratica preventiva, rafforzando il sistema immunitario e promuovendo l'omeostasi.

La pratica regolare dell'attività fisica e la mindfulness, non solo contribuiscono a mantenere il corpo in forma, ma giocano anche un ruolo cruciale nel supportare la salute mentale, offrendo momenti di riflessione, connessione e rilassamento in un mondo sempre più frenetico.

E, come punto focale, l'importanza dell'acqua, la linfa vitale della terra, non può essere sottovalutata. La sua funzione non è solo quella di sostenere la vita, ma anche di purificare, rinfrescare e rigenerare.

In conclusione, curare il proprio benessere significa adottare un approccio integrato e consapevole alla vita, riconoscendo le sottili interconnessioni tra il corpo, la mente e lo spirito. Significa anche essere proattivi, educarsi e prendere decisioni informate sulle cure e le scelte di vita, cercando sempre di raggiungere un equilibrio tra l'antica saggezza e le moderne scoperte. In questo modo, possiamo navigare nella complessità del mondo moderno, pur mantenendo un nucleo interno di salute e serenità.

12. Ambiente e Sostenibilità: Costruire una casa eco-sostenibile e pratica del minimalismo.

L'attuale crescente preoccupazione per il nostro ambiente si riflette in molteplici aspetti della nostra vita quotidiana. Ci troviamo di fronte a sfide globali come il cambiamento climatico, la perdita di biodiversità e l'inquinamento, che richiedono un cambio radicale nel nostro modo di vivere e consumare. L'idea di costruire case eco-sostenibili e adottare un approccio minimalista alla vita rappresenta un cambiamento tangibile e significativo che può fare la differenza.

Case Eco-Sostenibili
Materiali di Costruzione: Scegliere materiali eco-compatibili è fondamentale. Materiali come bambù, legno riciclato, argilla e paglia non solo hanno un impatto ambientale ridotto, ma offrono anche eccellenti proprietà di isolamento termico. Questi materiali sono rinnovabili, biodegradabili e possono ridurre significativamente l'impronta ecologica di una casa.
Energia Rinnovabile: L'adozione di fonti di energia rinnovabile come il solare, l'eolico e la geotermica può notevolmente ridurre le emissioni di carbonio di una casa. Sistemi come i pannelli solari e le pompe di calore geotermiche

sono diventati più accessibili e possono fornire energia pulita per la casa.

Raccolta delle Acque Piovane e Sistemi di Riutilizzo dell'Acqua: Questi sistemi aiutano a ridurre il consumo di acqua potabile e possono essere utilizzati per l'irrigazione, la pulizia e, con adeguato trattamento, anche come acqua potabile.

Giardini sul Tetto e Pareti Verdi: Queste soluzioni non solo aiutano a migliorare l'isolamento di una casa, ma contribuiscono anche a ridurre l'effetto isola di calore nelle aree urbane, purificando l'aria e fornendo spazi verdi vitali.

Pratica del Minimalismo

Il minimalismo va oltre la semplice riduzione di oggetti materiali; è una filosofia di vita che incoraggia la riflessione sulle vere necessità e la riduzione dell'eccesso.

Consumo Consapevole: Prima di acquistare, è essenziale porsi domande come "Ne ho davvero bisogno?", "Quanto spesso lo userò?" e "Posso riutilizzare o riciclare un oggetto esistente al posto di comprarne uno nuovo?"

Decluttering: Liberarsi di ciò che non serve più non solo libera spazio fisico, ma anche mentale. Questo può includere vestiti, elettronica, mobili e persino relazioni tossiche.

Semplicità nell'Alimentazione: Adottare una dieta semplice, preferibilmente a base vegetale e con prodotti locali, non solo è benefico per la salute, ma riduce anche l'impronta ecologica.

Rifiuto: Parte del minimalismo è anche imparare a dire no. No all'eccesso, no all'acquisto impulsivo, no a ciò che non aggiunge valore alla vita.

In conclusione, l'adozione di un approccio eco-sostenibile alla costruzione delle abitazioni e l'abbraccio di una filosofia minimalista rappresentano due pilastri fondamentali per costruire un futuro sostenibile. Ogni passo, anche il più piccolo, verso la sostenibilità e la riduzione dell'impatto ambientale può fare una differenza significativa, portando benefici non solo all'individuo ma anche al pianeta nel suo complesso.

L'approccio alla sostenibilità e al minimalismo nella nostra vita quotidiana può avere una profondità che va ben oltre quanto normalmente considerato. Inoltre, non si tratta solo di pratiche individuali ma di un cambiamento culturale e collettivo. Entrambi, se applicati con intenzione e impegno, possono influenzare profondamente il nostro benessere e la salute del nostro pianeta.

Benefici della Sostenibilità
Benessere Fisico: Vivere in un ambiente costruito in modo sostenibile, ad esempio, può avere benefici tangibili sulla salute. La qualità dell'aria, l'assenza di materiali tossici e l'utilizzo di risorse naturali possono ridurre problemi come allergie, mal di testa e altre patologie legate all'ambiente.

Sicurezza Finanziaria: Sebbene possa sembrare costoso all'inizio, investire in soluzioni sostenibili a lungo termine può effettivamente portare a significativi risparmi. L'energia rinnovabile può ridurre le bollette, mentre la raccolta delle acque piovane può diminuire la dipendenza dall'acqua di rete, con conseguente riduzione dei costi.

Connessione con la Natura: Vivere in modo sostenibile spesso implica un ritorno alla natura. Ciò può tradursi in una connessione più profonda con il mondo naturale, che può essere profondamente rigenerante per la psiche umana.

Minimalismo e Benessere Mentale
Riduzione dello Stress: Una vita ingombra di oggetti e responsabilità spesso porta a uno stato di stress continuo. Ridurre e semplificare può liberare la mente da tali pesi.

Maggiore Focus: Senza la distrazione di un'eccessiva quantità di beni o la pressione di "tenere il passo", è possibile focalizzarsi su ciò che veramente importa, come relazioni significative, hobby o carriera.

Crescita Personale: La pratica del minimalismo può essere un percorso di crescita personale. Imparare a distaccarsi dai beni materiali può anche aiutare a liberarsi da vecchie abitudini, credenze limitanti e comportamenti tossici.

Consapevolezza e Gratitudine: Ridurre e focalizzarsi sulle essenzialità può portare a una maggiore consapevolezza di ciò che si ha e una profonda gratitudine per le piccole cose. Unendo la sostenibilità e il minimalismo, è possibile intraprendere un percorso di vita più intenzionale e consapevole. Non si tratta solo di ridurre il proprio impatto sul pianeta, ma anche di migliorare la qualità della propria vita in modi che potrebbero non essere immediatamente evidenti. Attraverso scelte intenzionali e un impegno verso la sostenibilità e il minimalismo, è possibile vivere una vita più ricca, più appagante e, in definitiva, più in armonia con il nostro ambiente.

Il concetto di vivere in modo sostenibile e l'adozione del minimalismo sono interconnessi e possono influenzare diverse aree della nostra vita, dalle scelte quotidiane ai principi guida che adottiamo.

Valutazione dell'Impatto Ambientale

Ogni scelta che facciamo, dalla spesa alimentare al mezzo di trasporto che scegliamo, ha un impatto ambientale. L'acquisto di un prodotto, ad esempio, non riguarda solo il costo monetario ma anche il consumo di risorse per produrlo, l'energia per trasportarlo e il potenziale spreco se non viene utilizzato. Acquistare prodotti locali o scegliere un'opzione a basso impatto può avere un effetto moltiplicatore positivo, riducendo sia il consumo di risorse sia le emissioni di carbonio.

Riduzione del Consumo

Il consumismo è diventato una forza dominante nella maggior parte delle società moderne. Tuttavia, l'acquisto di beni non essenziali contribuisce a una maggiore produzione di rifiuti e a un uso eccessivo delle risorse. Il minimalismo, in questo contesto, ci invita a valutare ciò di cui abbiamo veramente bisogno e ciò che possiamo evitare, riducendo così la nostra impronta ecologica.

Riuso e Riciclo

Invece di gettare via oggetti vecchi o danneggiati, potremmo considerare il riuso o il riciclo come opzioni più sostenibili. Ciò non solo riduce la quantità di rifiuti che produciamo, ma può anche risparmiare denaro e risorse. Ad esempio, un vestito vecchio potrebbe essere trasformato in un panno o un pezzo di stoffa potrebbe trovare una

nuova vita come parte di un progetto di
artigianato.

Energie Rinnovabili

Mentre molte persone associano la sostenibilità
principalmente alla riduzione dei rifiuti, è
essenziale anche considerare da dove proviene la
nostra energia. Le energie rinnovabili, come il
solare o l'eolico, offrono opzioni per ridurre la
nostra dipendenza dai combustibili fossili. Anche
se non si può installare un pannello solare in
casa, è possibile supportare le energie rinnovabili
scegliendo fornitori di energia verde o investendo
in tecnologie pulite.

Design Sostenibile

Nell'edilizia e nel design d'interni, la sostenibilità
sta diventando sempre più importante. Ciò può
significare l'utilizzo di materiali riciclati o
sostenibili, l'adozione di tecniche di costruzione
che riducano il consumo energetico o la
progettazione di spazi che utilizzino al meglio la
luce naturale.

Viaggi e Turismo Sostenibile

Anche quando si tratta di viaggi, è possibile fare
scelte sostenibili. Ciò potrebbe significare
scegliere mete locali invece di destinazioni
internazionali, optare per mezzi di trasporto a
basso impatto come il treno, o supportare
strutture e attività che seguono principi di
sostenibilità.

Il percorso verso un stile di vita più sostenibile e minimalista può sembrare impegnativo, ma ogni piccola scelta conta. Con il tempo, queste scelte possono accumularsi e portare a un impatto significativo non solo sull'ambiente, ma anche sulla qualità della nostra vita.

Conclusione sul Punto "Ambiente e Sostenibilità: Costruire una casa eco-sostenibile e pratica del minimalismo"

L'importanza di un approccio sostenibile alla vita non può essere sottolineata abbastanza, specialmente in un'era in cui le conseguenze dei cambiamenti climatici e dell'overconsumo diventano sempre più tangibili. L'intersezione tra sostenibilità e minimalismo ci offre una guida su come vivere in modo responsabile, riducendo l'impatto ambientale e allo stesso tempo migliorando la qualità della nostra esistenza.

L'Abbraccio del Minimalismo: Abbracciare il minimalismo non significa solo possedere meno cose. Significa riconsiderare il nostro rapporto con le cose che possediamo e domandarsi se esse aggiungono valore alla nostra vita. Allo stesso tempo, il minimalismo invita a riflettere sulle nostre scelte di consumo. Acquistare meno ma di migliore qualità, optare per prodotti che durano nel tempo piuttosto che per beni usa e getta, e prendere decisioni d'acquisto basate sulla funzionalità e sulla necessità piuttosto che sulla moda o sulla pubblicità.

Edilizia Sostenibile: La progettazione e costruzione di una casa ecologica richiede un impegno serio ma porta con sé benefici a lungo termine, sia in termini di risparmio energetico che di comfort abitativo. L'utilizzo di materiali ecosostenibili, la progettazione per massimizzare l'efficienza energetica e l'integrazione di tecnologie come pannelli solari possono non solo ridurre l'impronta di carbonio di una casa, ma anche diminuire le bollette e migliorare la qualità della vita al suo interno.

Sostenibilità Quotidiana: Oltre alle grandi decisioni, come la costruzione di una casa ecosostenibile, la sostenibilità può essere integrata nella vita di tutti i giorni attraverso scelte come la compostaggio, il riciclaggio, l'uso di trasporti pubblici o biciclette e l'acquisto di prodotti locali e di stagione.

Un Futuro Riflessivo: La chiave per un futuro più sostenibile risiede nella nostra capacità di essere riflessivi, di fare scelte consapevoli e di impegnarci a vivere in modo responsabile. Ogni passo, piccolo o grande, che facciamo verso un'abitazione e una vita più sostenibili non solo contribuisce a proteggere l'ambiente, ma arricchisce anche la nostra esperienza di vita, fornendoci una maggiore connessione con il mondo intorno a noi e con noi stessi.

In conclusione, "Ambiente e Sostenibilità" non è solo un argomento di moda o una tendenza passeggera. È una filosofia di vita, un impegno per il pianeta e per le generazioni future. Con l'informazione, la determinazione e la volontà, ognuno di noi può fare la sua parte per costruire un futuro più verde e sostenibile.

13. Viaggi e Esplorazione: Viaggiare con un obiettivo, non solo come turista.

Viaggiare con uno Scopo

Il viaggio, nella sua essenza più pura, ha sempre rappresentato un'opportunità di crescita personale, un modo per espandere la propria prospettiva e scoprire nuove culture e tradizioni. Con l'ascesa del turismo di massa, tuttavia, il significato intrinseco del viaggiare ha rischiato di essere oscurato dalla ricerca di una vacanza perfetta, dalle fotografie per i social media o dalla pura convenienza.

Dal Turismo al "Turismo Responsabile"

La differenza fondamentale tra viaggiare come turista e viaggiare con un obiettivo è l'intenzione. Il turista, nella sua forma più stereotipata, tende a rimanere in superficie, consumando l'esperienza senza realmente immergersi nella cultura locale. Viaggiare con uno scopo, d'altra parte, spinge a cercare una connessione più profonda con i luoghi visitati. Questo potrebbe significare partecipare a un progetto di volontariato in un paese straniero, apprendere una nuova abilità o lingua, o semplicemente prendersi il tempo per conoscere le persone locali e la loro vita quotidiana.

Viaggi Ecosostenibili

Una tendenza crescente nel mondo dei viaggi è l'ecoturismo. L'idea di base è di viaggiare in modo da avere un impatto minimo sull'ambiente, e di contribuire alla conservazione e protezione delle risorse naturali e culturali. Questo potrebbe tradursi in scelte come soggiornare in eco-lodge, evitare destinazioni sovraffollate, ridurre l'uso di plastica monouso, e supportare le economie locali attraverso l'acquisto di beni e servizi prodotti localmente.

Viaggi di Apprendimento

Un altro approccio ai viaggi con uno scopo è cercare esperienze che offrano opportunità di apprendimento. Questo potrebbe includere corsi di cucina in Italia, workshop di ceramica in Giappone o lezioni di tango in Argentina. Il punto non è solo acquisire una nuova abilità, ma immergersi in una cultura attraverso l'apprendimento diretto e interattivo.

Conclusione sul Punto "Viaggi e Esplorazione"

In un'epoca in cui la tecnologia ha reso il mondo facilmente accessibile, è importante ricordare che il viaggio, nella sua forma più autentica, non è solo un mezzo per raggiungere una destinazione, ma un'esperienza trasformazionale in sé. La scelta di viaggiare con uno scopo, che si tratti di ecoturismo, apprendimento o volontariato, può arricchire profondamente la nostra comprensione del mondo e del nostro posto in esso. Non solo, ma può anche lasciare un impatto positivo sulle comunità e sugli ambienti che scegliamo di visitare, garantendo che rimangano preservati per le generazioni future.

Viaggi di Immersione Culturale

Un aspetto chiave dei viaggi con uno scopo è la ricerca di esperienze di immersione culturale. Questo significa andare oltre la superficie delle destinazioni e cercare di comprendere appieno la vita quotidiana delle persone che vi abitano. Ciò può includere l'apprendimento della lingua locale, la partecipazione a festività tradizionali o l'interazione con le comunità locali attraverso progetti di volontariato.

Volontariato all'Estero

Il volontariato all'estero è diventato popolare tra coloro che cercano di viaggiare con uno scopo. Questo tipo di viaggio consente di contribuire in modo significativo alle comunità in cui si opera. Si possono trovare progetti di volontariato in vari settori, come l'educazione, la conservazione dell'ambiente, l'assistenza sanitaria e lo sviluppo economico. Queste esperienze offrono l'opportunità di connettersi con le persone locali e di fare una differenza positiva nelle loro vite.

Turismo Culinaro e Enogastronomico

Esplorare la cucina locale è un modo delizioso per viaggiare con uno scopo. Questo tipo di viaggio si concentra sull'assaggio di piatti tradizionali, sulla visita di mercati locali e sulla partecipazione a lezioni di cucina. Attraverso il cibo, è possibile conoscere la storia, la cultura e le tradizioni di una regione in modo profondo e gustoso.

Viaggi di Istruzione

I viaggi di istruzione sono spesso associati agli studenti, ma sono adatti a tutte le età. Questi viaggi includono visite a luoghi storici, musei, siti archeologici e altre destinazioni educative. Attraverso queste esperienze, è possibile approfondire la comprensione di eventi storici, opere d'arte e culture straniere.

Viaggi di Ricerca

Per coloro che hanno un interesse specifico o una passione, i viaggi di ricerca possono essere incredibilmente gratificanti. Questi viaggi coinvolgono la raccolta di dati, interviste e studi su un soggetto di interesse. Ad esempio, un biologo potrebbe viaggiare per studiare una specie in via di estinzione in una determinata area, o un musicista potrebbe esplorare una cultura per documentare e imparare tradizioni musicali uniche.

In sintesi, i viaggi con uno scopo vanno al di là del semplice visitare posti nuovi. Rappresentano l'opportunità di arricchire la propria vita attraverso l'apprendimento, la condivisione di esperienze significative e l'impatto positivo sulle comunità e sugli ambienti che si

Viaggi di Consapevolezza Sociale

Viaggiare con uno scopo può anche includere la consapevolezza sociale. Questo tipo di viaggio si concentra sulla comprensione delle sfide sociali e dei problemi che affliggono le comunità in tutto il mondo. Si tratta di un'opportunità per confrontarsi con questioni come la povertà, l'accesso all'istruzione, la disuguaglianza e molto altro. Questi viaggi spesso coinvolgono la visita di organizzazioni non governative, progetti di sviluppo e comunità che lottano per migliorare le loro condizioni di vita.

Viaggi Spirituali e di Crescita Personale

Alcuni viaggiatori cercano di esplorare il proprio mondo interiore durante i viaggi. Questi viaggi possono includere ritiri spirituali, meditazione, pratiche di yoga o visite a luoghi spiritualmente significativi. L'obiettivo è la crescita personale, la riflessione e la connessione con una dimensione più profonda di sé stessi.

Viaggi di Avventura Responsabile

Gli amanti dell'avventura spesso cercano modi per coniugare la loro passione per l'adrenalina con il rispetto per l'ambiente e le culture locali. Questi viaggi possono includere attività come il trekking, il kayak, il ciclismo e l'arrampicata su roccia in luoghi naturali spettacolari. L'accento è posto sulla conservazione dell'ambiente naturale e sul rispetto per le comunità locali attraverso pratiche di turismo sostenibile.

Viaggi Letterari ed Artistici

Per gli amanti della letteratura e delle arti, i viaggi possono diventare un'opportunità per seguire le orme di autori famosi o artisti di talento. Questi viaggi possono includere visite a musei, case di scrittori, festival letterari o percorsi che esplorano luoghi che hanno ispirato opere d'arte famose. Si tratta di un modo per connettersi con la creatività e l'ispirazione dei grandi maestri.

Viaggi di Ricostruzione e Aiuto Umanitario

In alcune situazioni, i viaggi con uno scopo possono coinvolgere l'aiuto umanitario in seguito a catastrofi naturali o crisi umanitarie. Le persone si recano in zone colpite per offrire supporto materiale e morale. Questi viaggi richiedono spesso una formazione specifica e una conoscenza delle sfide e delle responsabilità legate all'assistenza umanitaria.

In definitiva, viaggiare con uno scopo può assumere molte forme diverse e il significato personale dietro questi viaggi varierà da individuo a individuo. Tuttavia, tutti questi tipi di viaggi con uno scopo condividono un elemento comune: la volontà di andare oltre il semplice turismo e cercare un'esperienza più significativa e arricchente. Siano essi motivati dalla curiosità, dalla passione o dalla volontà di fare del bene, questi viaggi possono trasformare la nostra visione del mondo e lasciare un impatto duraturo.

Conclusione sul Punto "Viaggi e Esplorazione"

I viaggi con uno scopo rappresentano una tendenza sempre più diffusa nell'era moderna del turismo. Mentre il turismo tradizionale può concentrarsi sulla ricerca di divertimento e relax, il viaggio con uno scopo si concentra sull'arricchimento personale, sulla connessione con le culture locali e sull'opportunità di fare una differenza positiva nel mondo.

Una delle caratteristiche distintive dei viaggi con uno scopo è l'intenzione. Questo tipo di viaggio è guidato da un desiderio profondo di apprendere, crescere o contribuire alla società. Ciò può includere l'apprendimento di nuove abilità, la scoperta di nuove prospettive, il contributo a cause umanitarie o ambientali, o l'esplorazione di passioni personali.

Oltre a fornire un'esperienza gratificante per i viaggiatori, i viaggi con uno scopo possono avere un impatto positivo sulle comunità locali e sull'ambiente. Attraverso il sostegno all'economia locale, la partecipazione a progetti di volontariato, l'adesione al turismo sostenibile e l'attuazione di pratiche rispettose dell'ambiente, i viaggiatori possono contribuire a preservare le culture locali e a promuovere la conservazione dell'ambiente naturale.

Un aspetto importante dei viaggi con uno scopo è l'apertura mentale. Questi viaggi spesso espongono i viaggiatori a sfide, prospettive e realtà diverse da quelle con cui sono cresciuti. Questa esposizione può portare a una maggiore comprensione e tolleranza delle differenze culturali e sociali, contribuendo alla creazione di un mondo più interconnesso e rispettoso.

In sintesi, i viaggi con uno scopo offrono un'opportunità unica di esplorare il mondo in modo significativo. Attraverso l'apprendimento, la connessione e il servizio, questi viaggi possono arricchire la nostra vita e contribuire a un mondo migliore. Indipendentemente dal tipo di scopo che si cerca durante il viaggio, l'importante è l'intenzione di andare oltre la superficie e scoprire il valore profondo dell'esperienza di viaggio.

14. Leggere e Apprendere: Come i libri e la formazione continua possono espandere la mente oltre la narrativa mainstream.

Il Potere della Lettura e della Formazione Continua

La lettura e l'apprendimento continuo sono pilastri fondamentali per lo sviluppo personale e professionale. Vanno oltre la semplice assunzione di informazioni e svolgono un ruolo cruciale nell'espansione delle nostre menti e nell'arricchimento delle nostre vite.

Varietà nella Lettura

Per espandere la mente oltre la narrativa mainstream, è essenziale variare le letture. Mentre i bestseller e i romanzi popolari possono essere piacevoli, esplorare generi letterari meno noti o leggere opere di autori provenienti da culture diverse può offrire una prospettiva unica. La letteratura classica, la saggistica, la poesia, la fantascienza, la letteratura storica e quella contemporanea sono solo alcune delle categorie da esplorare.

Crescita Personale e Sviluppo Professionale

La lettura e la formazione continua sono strumenti fondamentali per la crescita personale e lo sviluppo professionale. La letteratura di crescita personale offre consigli pratici su come migliorare aspetti della tua vita, come la gestione del tempo, la comunicazione, la leadership e il benessere emotivo. D'altra parte, i libri di sviluppo professionale possono aiutarti a perfezionare le tue competenze lavorative, rimanere aggiornato sulle ultime tendenze del settore e pianificare la tua carriera.

Pensiero Critico e Analitico

La lettura di libri impegnativi o la partecipazione a corsi di formazione sfidanti può aiutarti a sviluppare il pensiero critico e analitico. Queste abilità sono fondamentali per valutare informazioni, risolvere problemi complessi e prendere decisioni informate. La formazione continua attraverso corsi online, workshop o conferenze può anche esporre a nuove idee e teorie che stimolano la riflessione profonda.

Diversità di Prospettive

Uno dei vantaggi principali della lettura e della formazione continua è la possibilità di esplorare diverse prospettive. La narrativa e la saggistica scritte da autori provenienti da background culturali, sociali ed economici diversi possono aiutare a comprendere meglio le sfide e le opportunità di gruppi diversi. Questa diversità di prospettive può aumentare la tua empatia, la tua comprensione del mondo e la tua capacità di comunicare con persone diverse.

Applicazione Pratica

La lettura e la formazione continuano a essere efficaci solo quando applichi ciò che hai imparato nella vita reale. È importante tradurre la conoscenza in azione. Ad esempio, se leggi un libro sulla gestione del tempo, cerca di implementare le strategie descritte nella tua routine quotidiana. Se segui un corso online su una nuova abilità, cerca di applicarla nel tuo lavoro o nelle tue passioni.

In conclusione, la lettura e l'apprendimento continuo sono strumenti potenti per espandere la mente e migliorare la tua vita. Esplorando una vasta gamma di letture, impegnandoti nella crescita personale e professionale, sviluppando il pensiero critico e abbracciando la diversità di prospettive, puoi arricchire la tua comprensione del mondo e diventare una persona più informata e consapevole. La chiave è mettere in pratica ciò che impari e applicare la conoscenza per migliorare la tua vita e contribuire alla società in modo positivo.

La Lettura come Porta verso Diverse Culture

Uno dei modi più potenti in cui la lettura può espandere la mente è attraverso l'esplorazione di culture diverse. Leggendo romanzi, saggi o poesie scritte da autori di tutto il mondo, è possibile immergersi nelle esperienze e nelle prospettive di persone che vivono in realtà culturali molto diverse. Questo aiuta a sviluppare una comprensione più profonda delle sfide e delle gioie delle diverse culture e può portare a una maggiore apertura mentale e tolleranza.

La Formazione Continua per una Carriera di Successo

Nel mondo moderno, l'apprendimento continuo è diventato fondamentale per una carriera di successo. Le tecnologie e le industrie stanno evolvendo rapidamente, e chi smette di imparare rischia di rimanere indietro. Partecipare a corsi di formazione, workshop o conferenze specifici per il proprio settore può aggiornare le competenze e aumentare le opportunità professionali. Inoltre, la formazione continua può essere una fonte di ispirazione, spingendoti a cercare nuove soluzioni e idee innovative nella tua professione.

La Lettura per la Crescita Personale
I libri di crescita personale sono un genere molto popolare, e per una buona ragione. Questi testi offrono consigli pratici su come migliorare vari aspetti della tua vita, dalla gestione del tempo all'auto-motivazione, dalla resilienza emotiva alla comunicazione efficace. L'auto-miglioramento è un viaggio continuo, e la lettura di libri di crescita personale può aiutarti a sviluppare abilità e strategie che migliorano la tua vita in molti modi.

La Lettura come Empatia
La lettura di romanzi letterari, in particolare, ha dimostrato di aumentare l'empatia. I romanzi spesso ci immergono nelle vite dei personaggi, ci permettono di vedere il mondo attraverso i loro occhi e di comprendere le loro emozioni e motivazioni. Questo può portare a una maggiore empatia nella vita reale, migliorando le tue relazioni personali e la tua comprensione delle persone che ti circondano.

La Formazione Continua come Investimento in Te Stesso
Investire in formazione continua è come investire in te stesso. La conoscenza e le competenze che acquisisci durante la formazione continuano a crescere in valore nel corso del tempo. Possono aprire porte a nuove opportunità di lavoro, aumentare il tuo valore come professionista e migliorare la tua autostima. Inoltre,

l'apprendimento costante può portare a una maggiore fiducia nel prendere decisioni importanti e affrontare sfide nella vita.

In sintesi, la lettura e l'apprendimento continuo sono due dei modi più efficaci per espandere la mente e migliorare la tua vita. Attraverso l'esplorazione di culture diverse, la crescita personale, l'empatia, la formazione professionale e l'investimento in te stesso, puoi raggiungere nuovi orizzonti di conoscenza e arricchire la tua comprensione del mondo. Sono strumenti versatili che possono essere adattati alle tue passioni e agli obiettivi personali, trasformando la tua mente in un'entità in costante espansione.

Il Ruolo della Narrativa nella Comprensione Umana

Un aspetto affascinante della lettura è il ruolo della narrativa nel nostro processo di comprensione del mondo. La narrativa ci offre una finestra sulle esperienze umane in modi che la non-fiction potrebbe non essere in grado di fare. Attraverso personaggi, storie e ambientazioni, possiamo immergerci in mondi che sono diversi dai nostri e sviluppare una comprensione più profonda delle emozioni umane, dei conflitti e delle sfide che affrontiamo come individui e come società.

Il Potere della Metafora e dell'Allegoria

I romanzi e i racconti spesso utilizzano metafore e allegorie per esplorare temi complessi e universali. Ad esempio, il romanzo "Il Signore degli Anelli" di J.R.R. Tolkien può essere letto come una metafora per la lotta tra il bene e il male o per la corruzione del potere. Questi tipi di opere ci sfidano a pensare in modo critico e a cercare significati più profondi oltre la trama principale.

La Letteratura come Specchio della Società

La letteratura, sia la narrativa che la non-fiction, può fungere da specchio della società. Gli autori spesso riflettono le realtà sociali, politiche e culturali del loro tempo attraverso le loro opere. Leggendo opere scritte in epoche diverse o in diverse parti del mondo, possiamo acquisire una comprensione più ampia delle dinamiche sociali e storiche che hanno plasmato il mondo in cui viviamo oggi.

Il Legame tra Creatività e Apprendimento

La creatività è un elemento chiave della narrativa e dell'arte in generale. Leggendo opere creative, siamo esposti a diverse forme di espressione artistica, che possono includere l'uso innovativo del linguaggio, l'arte visiva o la musica incorporata nella narrazione. Questo stimola la nostra propria creatività e ci incoraggia a vedere il mondo con occhi nuovi.

L'Apprendimento Attraverso la Conversazione e la Condivisione

La lettura può anche essere un catalizzatore per la conversazione e la condivisione. Quando leggiamo un libro o un articolo interessante, spesso desideriamo discuterne con gli altri. Questa condivisione può portare a discussioni profonde, scambi di idee e una maggiore comprensione collettiva.

In breve, la lettura è molto più di un passatempo; è una finestra aperta su un mondo di conoscenza, empatia e creatività. Attraverso la narrativa, la metafora, la riflessione sulla società e la conversazione con gli altri, la lettura ci aiuta a espandere le nostre menti in modi che vanno oltre la narrativa mainstream. È un atto di esplorazione, apprendimento e arricchimento che può durare per tutta la vita.

L'Infinito Potenziale della Lettura e dell'Apprendimento Continuo

In conclusione, il potenziale della lettura e dell'apprendimento continuo è infinito. Questi sono strumenti che ci permettono di esplorare il mondo, scoprire nuove prospettive, acquisire conoscenze e sviluppare competenze in modo costante. La loro importanza va ben oltre l'acquisizione di informazioni; si tratta di un percorso di crescita personale e di arricchimento dell'anima.

La lettura ci offre la possibilità di viaggiare nel tempo e nello spazio, di immergerci nelle menti degli altri e di esplorare mondi immaginari. Attraverso la letteratura, possiamo affrontare sfide e dilemmi umani universali, capire meglio la complessità delle emozioni umane e sviluppare una profonda empatia per le vite degli altri.

L'apprendimento continuo è una fonte di ispirazione e di trasformazione. Ci spinge a cercare conoscenze nuove, a sperimentare, a fallire e a crescere. Ci insegna a vedere il mondo attraverso una lente critica, a porsi domande e a cercare risposte. Ci aiuta a rimanere rilevanti in un mondo in costante evoluzione e a sviluppare una mentalità aperta all'innovazione.

La lettura e l'apprendimento continuo sono strumenti di emancipazione. Ci permettono di rompere le barriere dell'ignoranza, di superare gli stereotipi e di sfidare le convenzioni. Ci consentono di diventare cittadini più informati e consapevoli, capaci di partecipare attivamente alla società e di contribuire al progresso dell'umanità.

Infine, la lettura e l'apprendimento continuo sono un investimento in noi stessi. Sono un modo per nutrire la mente, l'anima e il cuore. Ci permettono di crescere come individui, di realizzare il nostro potenziale e di vivere una vita più ricca e significativa.

In questo mondo in rapida evoluzione, dove il flusso costante di informazioni può essere travolgente, la lettura e l'apprendimento continuo sono ancorati di stabilità. Sono un faro che guida il nostro cammino attraverso le sfide e le opportunità della vita. Sono la chiave per aprire le porte della conoscenza, dell'empatia e della realizzazione personale. Quindi, continua a leggere, continua ad apprendere e continua a esplorare il vasto universo di possibilità che si estende davanti a te. La tua mente e il tuo spirito ne beneficeranno per sempre.

15. Arte e Cultura: Immergersi nell'arte e nella cultura come via di fuga dalla politica.

L'Arte come Rifugio dall'Agitazione Politica

L'arte e la cultura offrono un rifugio prezioso dalla tumultuosa arena politica. In un mondo sempre più polarizzato e dominato da notizie politicizzate, l'arte ci consente di sollevare lo sguardo dalla politica e di concentrarci su ciò che rende l'umanità straordinaria.

Espressione Individuale e Creatività

L'arte è una forma di espressione individuale e creatività che permette agli artisti di condividere le loro visioni uniche del mondo. Questo offre agli spettatori una prospettiva diversa, spesso più intima e personale, rispetto al caos della politica. Attraverso la pittura, la scultura, la musica, la danza e altre forme artistiche, possiamo scoprire mondi interiori che ci liberano dalla monotonia dell'attivismo politico.

Promozione dell'Empatia e della Comprensione

L'arte e la cultura ci mettono in contatto con esperienze umane universali. Attraverso la letteratura, il cinema o la musica, possiamo immergerci nelle storie di persone provenienti da diverse culture e sfondi, aumentando così la nostra empatia e la nostra comprensione delle loro vite. Questo contrasta con l'atteggiamento spesso divisionista della politica e ci ricorda la nostra comune umanità.

La Bellezza come Antidoto al Caos

L'arte spesso ci offre la bellezza, che può fungere da antidoto al caos del mondo. Una splendida opera d'arte o una performance magistrale ci permettono di immergerci in momenti di pura estasi estetica, allontanando momentaneamente l'ansia e lo stress causati dalla politica e dalle questioni sociali.

Un'Alternativa per la Riflessione e la Contemplazione

La cultura offre spesso spazi per la riflessione e la contemplazione. Musei, biblioteche e spazi culturali ci invitano a rallentare, a meditare e a apprezzare le opere umane che sono state create nel corso dei secoli. Questi luoghi ci offrono una pausa dalla frenesia politica e ci incoraggiano a esplorare le profondità della mente umana e della creatività.

Condivisione di Storie e Identità

L'arte e la cultura ci aiutano a condividere le nostre storie e le nostre identità. Queste espressioni culturali sono spesso il veicolo attraverso cui trasmettiamo la nostra storia, le nostre tradizioni e i nostri valori alle generazioni future. Questo è un modo potente per creare legami comuni e un senso di appartenenza che supera le divisioni politiche.

In conclusione, l'arte e la cultura offrono un rifugio dalla politica, consentendoci di esplorare la bellezza, la creatività, l'umanità e l'identità in modo profondo e significativo. Questi aspetti arricchiscono le nostre vite, ci offrono nuove prospettive e ci aiutano a trovare un equilibrio tra l'impegno politico e il nutrimento dell'anima. Sono un ricordo costante della ricchezza e della complessità del mondo, oltre le sue divisioni politiche.

Il Ruolo dell'Arte nell'Esplorazione Emotiva

L'arte svolge un ruolo cruciale nell'invitarci a esplorare le nostre emozioni in profondità. Attraverso la pittura, la scultura, la danza e il teatro, gli artisti riescono a comunicare sentimenti complessi in modi che le parole spesso non possono. Questo ci consente di connetterci alle emozioni in modi profondi, indipendentemente dal caos politico circostante. Potremmo scoprire che un quadro o una performance evoca in noi gioia, tristezza, empatia o rabbia, consentendoci di comprendere meglio noi stessi e le nostre reazioni emotive.

La Creatività come Atto di Ribellione
L'atto creativo in sé può essere considerato un atto di ribellione contro l'oppressione politica o sociale. Gli artisti spesso sfidano le norme e sfuggono ai confini imposti dalla società. Questo ci ricorda che la creatività e l'espressione individuale possono fiorire anche in contesti restrittivi. È un potente promemoria che l'arte può essere una forma di resistenza pacifica e di cambiamento sociale.

La Cultura come Ponte tra le Persone
La cultura, compresa la musica, la danza e la gastronomia, può servire da ponte tra persone di diverse origini culturali. Partecipando a eventi culturali o esplorando cibi e tradizioni di diverse culture, possiamo scoprire quanto abbiamo in comune con gli altri esseri umani. Questa connessione attraverso la cultura può superare le barriere politiche e contribuire a costruire ponti tra le persone.

L'Arte come Critica Sociale
Molte opere d'arte e culturali sono anche forme di critica sociale. Gli artisti spesso mettono in luce le ingiustizie e le problematiche politiche attraverso le loro opere. Questo ci spinge a riflettere sullo stato del mondo e sulle sfide che dobbiamo affrontare come società. Ciò può suscitare un senso di responsabilità e di impegno per cercare soluzioni ai problemi politici.

La Bellezza come Fonte di Ispirazione

La bellezza intrinseca nell'arte e nella cultura può essere una fonte di ispirazione. Questa ispirazione può spingersi al di là delle divisioni politiche e alimentare il desiderio di creare un mondo migliore. Gli artisti spesso ci mostrano un mondo di possibilità, incoraggiandoci a sognare, a creare e a innovare.

In sintesi, l'arte e la cultura offrono una via di fuga preziosa dalla politica, permettendoci di esplorare le emozioni, di ribellarci attraverso la creatività, di costruire ponti tra le culture, di criticare la società e di trovare ispirazione. Sono una forza unificante che può superare le divisioni e ci ricordano la bellezza e la complessità del mondo che ci circonda.

L'Arte come Linguaggio Universale

Una delle qualità più sorprendenti dell'arte è la sua capacità di comunicare attraverso le barriere linguistiche e culturali. Un dipinto o una scultura possono evocare emozioni simili in persone di diverse nazionalità, lingue e tradizioni culturali. Questo linguaggio universale dell'arte ci unisce in una comprensione condivisa delle emozioni e delle esperienze umane. In un mondo politicamente diviso, l'arte può agire come ponte tra le persone, consentendo una comunicazione profonda al di là delle parole.

La Diversità dell'Espressione Artistica

L'arte offre una vasta gamma di forme di espressione, da quella tradizionale a quella sperimentale. Ci sono pittori, scultori, musicisti, ballerini, poeti e artisti di ogni genere che esplorano e sfidano costantemente le frontiere dell'espressione creativa. Questa diversità di approcci ci mostra che non esiste una singola "verità" o una via giusta per esprimere se stessi. Questo può essere una lezione preziosa per il mondo della politica, spesso caratterizzato da rigidità di pensiero.

La Resistenza attraverso l'Arte

L'arte ha una lunga storia di resistenza politica. Durante periodi di oppressione o censura, gli artisti spesso usano la loro creatività per esprimere critiche subdole o messaggi di protesta. Questi atti di resistenza artistica possono ispirare il cambiamento sociale e politico, dimostrando il potere dell'arte di sfidare le ingiustizie.

L'Arte come Voce per le Minoranze

Molte opere d'arte e produzioni culturali danno voce alle minoranze e alle comunità marginalizzate. Questi artisti mettono in luce le sfide e le lotte di gruppi spesso trascurati dalla politica dominante. Ciò ci spinge a considerare le prospettive delle persone al di fuori del mainstream politico e a promuovere la diversità di voci e opinioni.

L'Arte come Fonte di Riflessione e Dialogo

L'arte spesso ci invita a riflettere su questioni complesse e a impegnarci in un dialogo interiore. Opere d'arte provocatorie possono farci esaminare le nostre convinzioni e valori, aiutandoci a maturare politicamente. Questo processo di riflessione può portare a discussioni significative con gli altri e a una maggiore comprensione reciproca.

In sintesi, l'arte è un linguaggio universale, una forma diversificata di espressione, un mezzo di resistenza politica, una voce per le minoranze e una fonte di riflessione e dialogo. In un mondo politicamente frastagliato, l'arte ci offre la possibilità di unirci, di imparare dagli altri e di esprimerci in modi unici e potenti. È un faro di ispirazione che può illuminare il cammino attraverso i tempi turbolenti e le divisioni politiche.

In conclusione, l'arte e la cultura svolgono un ruolo vitale nella nostra vita, fornendo una via di fuga dalla politica e una prospettiva più ampia sulla nostra umanità condivisa. Questi aspetti ci offrono un terreno comune in un mondo spesso diviso dalla politica e dalle divisioni ideologiche. Sono una testimonianza della nostra capacità di esprimere emozioni, pensieri e storie in modi straordinariamente diversi e creativi.

L'arte ci unisce attraverso il suo linguaggio universale, superando le barriere linguistiche e culturali. Ci permette di connetterci emotivamente con gli altri e di esplorare mondi interiori che sono comuni a tutti noi, indipendentemente dalla nostra provenienza o dalle nostre opinioni politiche.

La diversità dell'espressione artistica ci insegna che non esiste una sola verità o una via giusta per esprimersi. Questa lezione di flessibilità di pensiero può essere un antidoto prezioso all'indurimento delle posizioni politiche.

L'arte ha dimostrato di essere una forma potente di resistenza politica, consentendo agli artisti di sfidare il potere e di esprimere messaggi di protesta in modo creativo. Questi atti di resistenza possono ispirare il cambiamento e sollecitare riflessioni profonde sulle questioni politiche.

Inoltre, l'arte ha il potere di dare voce alle minoranze e alle comunità marginalizzate, mettendo in luce le loro storie e le loro sfide. Ciò ci spinge a considerare le prospettive delle persone al di fuori del mainstream politico e promuove la diversità di voci e opinioni.

Infine, l'arte ci invita a riflettere su questioni complesse, a impegnarci in un dialogo interiore e

a considerare le nostre convinzioni e valori.
Questo processo di riflessione può portare a
discussioni significative con gli altri e a una
maggiore comprensione reciproca.
In un mondo spesso dominato dalla politica,
l'arte e la cultura ci offrono un rifugio di bellezza,
creatività, empatia e riflessione. Ci ricordano la
ricchezza e la complessità dell'esperienza umana
al di là delle divisioni politiche e ci ispirano a
esplorare, apprendere e crescere come individui e
come società. Sono una testimonianza del potere
umano di creare, connettere e comunicare, e un
faro di speranza e ispirazione in tempi di
incertezza politica.

16. Lavoro e Carriera: Trovare o creare un lavoro
che sia allineato con i propri valori.

Allineare il Lavoro con i Valori Personali
Trovare o creare un lavoro che sia allineato con i
propri valori è un obiettivo ambizioso ma
estremamente gratificante. Quando il lavoro
riflette i tuoi valori personali, si crea una sintonia
profonda tra ciò che fai e chi sei come individuo.
Ecco alcune considerazioni chiave su come
raggiungere questo obiettivo:
Identificare i Tuoi Valori
Per prima cosa, è fondamentale identificare i tuoi
valori personali. Cosa è davvero importante per

te? È la sostenibilità ambientale? L'equità sociale? L'innovazione? La creatività? La famiglia? La libertà? Prenditi del tempo per riflettere su ciò che ti guida nella vita e cosa vorresti vedere riflesso nel tuo lavoro.

Ricerca e Valutazione

Una volta che hai chiari i tuoi valori, inizia a cercare opportunità lavorative o a valutare la tua attuale carriera. Esamina attentamente le organizzazioni, le aziende o i settori in cui potresti lavorare e valutane la congruenza con i tuoi valori. Cerca aziende che abbiano dichiaratamente dichiarato la loro missione e i loro valori e che siano allineate con i tuoi.

Creazione di Opportunità

Se non riesci a trovare un'opportunità che corrisponda perfettamente ai tuoi valori, considera la possibilità di creare la tua strada. Questo potrebbe significare avviare una startup o un'attività che rifletta i tuoi valori o cercare modi per introdurre cambiamenti significativi all'interno della tua attuale organizzazione.

Sviluppo delle Competenze Necessarie

Per avere successo in un lavoro allineato con i tuoi valori, potresti dover sviluppare nuove competenze o migliorare quelle esistenti. L'istruzione, la formazione e l'esperienza possono essere fondamentali per aprirti porte in settori che ti interessano.

Rimanere Flessibili e Aperti al Cambiamento

Il percorso per trovare o creare un lavoro allineato con i valori può essere complesso e richiedere tempo. È importante rimanere flessibili e aperti al cambiamento. Potresti scoprire che i tuoi valori evolvono nel tempo, o potresti dover affrontare sfide impreviste lungo la strada. L'importante è rimanere impegnati nella ricerca di significato nella tua carriera.

Coltivare il Benessere Lavorativo

Quando lavori in un ambiente allineato con i tuoi valori, hai maggiori probabilità di sperimentare il benessere lavorativo. Questo può tradursi in una maggiore soddisfazione professionale, un senso di realizzazione personale e una migliore qualità della vita nel complesso.

Allineare il lavoro con i tuoi valori è un viaggio che richiede tempo, sforzo e dedizione, ma può portare a una vita professionale significativa e appagante. È un percorso che ti consente di contribuire al mondo in modo autentico e coerente con chi sei come individuo.

Esplorare Carriere Allineate ai Valori

Quando inizi a esplorare carriere allineate ai tuoi valori, è importante adottare un approccio metodico e riflessivo. Ecco alcune considerazioni e passi ulteriori da prendere in considerazione:

Ricerca di Carriere e Settori: Investi tempo nella ricerca di carriere e settori che potrebbero essere allineati con i tuoi valori. Esistono molte risorse online, tra cui siti web, forum e gruppi di discussione, che possono aiutarti a ottenere informazioni sulle opportunità professionali. Parla con persone che lavorano in settori che ti interessano e chiedi loro delle loro esperienze.

Networking: Il networking è una parte cruciale nella ricerca di un lavoro allineato con i tuoi valori. Partecipa a conferenze, eventi di settore, seminari e incontri di networking per incontrare professionisti del settore. Queste connessioni possono portare a opportunità di lavoro e fornire informazioni preziose.

Formazione ed Educazione: Valuta se hai bisogno di ulteriore formazione o educazione per accedere alle carriere che ti interessano. Potresti dover frequentare corsi, ottenere certificazioni o perseguire un'istruzione più avanzata. Investire nella tua formazione può aprirti porte in settori specifici.

Lavorare in Volontariato: Il volontariato è un modo eccellente per sperimentare un settore o un'organizzazione prima di impegnarti in una carriera. Puoi dedicare parte del tuo tempo libero a volontariare per organizzazioni o progetti che riflettono i tuoi valori. Questa esperienza può aiutarti a scoprire se sei veramente appassionato di una causa o di un settore.

Assunzioni Informali: A volte, le opportunità di lavoro allineate ai tuoi valori possono emergere attraverso assunzioni informali o raccomandazioni personali. Mantieni relazioni positive con colleghi, amici e conoscenti nel tuo settore di interesse, in quanto potrebbero essere in grado di collegarti a opportunità professionali uniche.

Ricerca delle Aziende Giuste: Se hai individuato un'azienda o un'organizzazione che sembra allineata ai tuoi valori, fai una ricerca approfondita su di essa. Scopri la loro cultura aziendale, la loro missione e i loro valori dichiarati. Leggi recensioni dei dipendenti e fai domande durante il processo di colloquio per assicurarti che sia davvero un luogo in cui desideri lavorare.

Considerazioni Finanziarie: Valuta le considerazioni finanziarie durante la tua ricerca. Alcune carriere allineate ai valori potrebbero non offrire salari elevati, ma potrebbero offrire soddisfazione personale. Pianifica il tuo budget e fai delle considerazioni finanziarie a lungo termine mentre cerchi di bilanciare le tue passioni con la stabilità finanziaria.

Pianificazione a Lungo Termine: Quando inizi a perseguire una carriera allineata con i tuoi valori, considera anche la tua pianificazione a lungo termine. Dove ti vedi tra 5, 10 o 20 anni? Quali obiettivi professionali e personali desideri raggiungere? Una visione chiara del tuo futuro può guidarti nella scelta di una carriera che ti porti dove desideri essere.

In sintesi, la ricerca e la creazione di una carriera allineata con i tuoi valori richiede impegno, pazienza e una strategia ben ponderata. Continua a esplorare, sperimentare e apprendere mentre cerchi di trovare o creare un lavoro che ti dia un senso di significato e realizzazione basato sui tuoi valori personali. È un viaggio che può portarti a un lavoro che ami e che contribuisce al tuo benessere e a quello della società nel suo complesso.

L'Importanza di una Vita Lavorativa Allineata con i Valori

Un lavoro allineato con i tuoi valori ha il potenziale di trasformare la tua vita in molti modi significativi:

1. **Soddisfazione Personale**: Quando il tuo lavoro riflette i tuoi valori, sperimenti una maggiore soddisfazione personale. Ogni giorno, avrai un senso di realizzazione perché stai lavorando per qualcosa che consideri genuinamente importante.

2. **Motivazione Intrinseca**: Troverai una motivazione intrinseca per fare il tuo lavoro. Non sarai costretto da premi esterni, ma sarai spinto dalla passione e dall'entusiasmo per ciò che fai.

3. **Senso di Scopo**: Una carriera allineata con i valori ti darà un senso di scopo. Sarai in grado di vedere come il tuo lavoro contribuisce a realizzare ciò che consideri importante nella vita.

4. **Minore Stress e Burnout**: Lavorare in un campo che ti appassiona può ridurre lo stress e il rischio di burnout. Affrontare sfide e ostacoli diventa più tollerabile quando hai una solida base di motivazione intrinseca.

5. **Miglior Benessere Emotivo**: Le persone con carriere allineate ai valori tendono a sperimentare un migliore benessere emotivo. Questo può tradursi in una maggiore felicità,

minori livelli di ansia e depressione, e una migliore qualità della vita in generale.

6. **Sviluppo Personale**: La tua carriera diventerà anche una via di sviluppo personale. Affronterai sfide, imparerai nuove abilità e crescerai come individuo nel perseguire ciò che ti appassiona.

7. **Innovazione e Creatività**: La passione per il tuo lavoro può alimentare l'innovazione e la creatività. Sarai più incline a generare idee originali e a trovare soluzioni creative ai problemi.

8. **Impatto Positivo sulla Società**: Spesso, le carriere allineate ai valori hanno un impatto positivo sulla società. Contribuirai a migliorare il mondo nel perseguire ciò che ritieni significativo.

9. **Influenza sulle Relazioni**: Una vita lavorativa soddisfacente può influenzare positivamente le tue relazioni personali. Sarai più felice e meno stressato, il che può migliorare le tue interazioni con gli altri.

10. **Ispirazione per gli Altri**: Essere in grado di perseguire una carriera basata sui tuoi valori può ispirare gli altri a fare lo stesso. Puoi diventare un esempio positivo per amici, familiari e colleghi.

Inoltre, è importante notare che una carriera allineata con i valori può anche portare al successo professionale. Quando sei appassionato del tuo lavoro, tendi a lavorare più duramente, ad essere più resiliente e a ottenere risultati più significativi.

Il percorso per trovare o creare una carriera allineata con i valori può essere un viaggio personale e professionale gratificante. Richiede auto-riflessione, ricerca e, talvolta, il coraggio di apportare cambiamenti nella tua vita lavorativa. Tuttavia, il risultato finale può essere un senso profondo di realizzazione e di contributo al mondo che ti circonda. Continua a esplorare e ad affinare il tuo percorso professionale in base ai tuoi valori, e potresti scoprire una vita lavorativa che va oltre le tue aspettative più rosee.

In conclusione, la ricerca di una carriera allineata con i tuoi valori è un processo profondo e significativo che può trasformare la tua vita. Trovare o creare un lavoro che riflette ciò che consideri importante nella vita porta a una maggiore soddisfazione, motivazione intrinseca e senso di scopo. Ti aiuta a gestire lo stress in modo più efficace e contribuisce al tuo benessere emotivo complessivo.

Una carriera basata sui tuoi valori non solo influisce positivamente sulla tua vita lavorativa, ma può anche avere un impatto significativo sulla tua crescita personale e sulle relazioni. Il tuo entusiasmo e la tua passione per il lavoro possono ispirare gli altri e contribuire a migliorare la società.

La ricerca di una carriera allineata con i tuoi valori richiede impegno, auto-riflessione e determinazione, ma i benefici che ne derivano ne rendono ampiamente valido lo sforzo. È un percorso che ti permette di essere più in armonia con te stesso, di contribuire in modo significativo al mondo e di raggiungere livelli di successo e realizzazione che vanno al di là dei tradizionali parametri professionali.

Nel perseguire una carriera basata sui tuoi valori, continua a esplorare, apprendere e adattarti alle sfide e alle opportunità che si presentano lungo il cammino. Sii aperto al cambiamento e al miglioramento costante, e ricorda che il tuo lavoro dovrebbe essere un riflesso autentico di chi sei come individuo. Quando trovi il tuo posto in un campo che ti appassiona, il lavoro diventa molto più di una mera occupazione: diventa una parte essenziale del tuo percorso di vita e di realizzazione personale.

17. Conversazioni Significative: Praticare l'ascolto attivo e evitare l'eco-chamber.

Ascolto Attivo per Conversazioni Significative

Le conversazioni significative sono fondamentali per comprendere meglio il mondo che ci circonda, costruire relazioni significative e allargare la nostra prospettiva. Ecco come praticare l'ascolto attivo e favorire conversazioni significative:

1. **Sii Presente**: Quando sei impegnato in una conversazione, sii completamente presente. Elimina le distrazioni e concentra la tua attenzione sulla persona che sta parlando.

2. **Evita il Giudizio**: Sospendi il giudizio mentre ascolti. Lascia da parte i pregiudizi e le opinioni preconcette per comprendere veramente il punto di vista dell'altro.

3. **Fai Domande Aperte**: Fai domande che richiedono risposte più dettagliate e riflessioni, anziché domande che possono essere risposte con un semplice "sì" o "no". Questo stimola una conversazione più approfondita.

4. **Pratica l'Empatia**: Cerca di metterti nei panni dell'altro. Cerca di comprendere le emozioni e le prospettive dell'altro, anche se non sei d'accordo con loro.

5. **Rispondi in Modo Riflessivo**: Quando rispondi, prenditi il tempo per riflettere sulle tue parole. Evita risposte impulsive e fai del tuo meglio per rispondere in modo informato e rispettoso.

6. **Mostra Interesse Genuino**: Dimostra interesse genuino per ciò che l'altra persona sta condividendo. Questo può essere evidenziato attraverso espressioni facciali, linguaggio del corpo e risposte verbali.

7. **Valuta le Fonti d'Informazione**: Quando discuti argomenti complessi o controversi, valuta la fonte delle informazioni. Cerca fonti affidabili e basa le tue opinioni su dati concreti e verificabili.

8. **Ascolta Attivamente Senza Interruzioni**: Evita di interrompere l'altro mentre sta parlando. Lascia che finisca il suo pensiero prima di rispondere.

9. **Rispetta le Differenze**: Le conversazioni significative possono coinvolgere persone con diverse prospettive e background. Rispetta queste differenze e cerca di imparare dalle esperienze degli altri.

10. **Sii Aperto al Cambiamento**: Le conversazioni significative possono portare a una maggiore comprensione e cambiamento di opinione. Sii aperto a modificare le tue opinioni

in base alle nuove informazioni e alle nuove prospettive.

Evitare l'Echo Chamber

Per evitare l'eco-chamber, dove si tende a circondarsi solo di persone con opinioni simili, considera quanto segue:

1. **Diversificazione delle Fonti d'Informazione**: Consuma notizie e informazioni da una varietà di fonti, incluse quelle con cui potresti non essere d'accordo. Questo ti aiuterà a ottenere una visione più completa di un argomento.

2. **Espansione della Rete Sociale**: Cerca di allargare la tua rete sociale per includere persone con diverse opinioni e prospettive. Questo può portare a conversazioni più ricche e ad una maggiore comprensione reciproca.

3. **Partecipazione a Gruppi Diversificati**: Partecipa a gruppi o forum online che affrontano argomenti di interesse con una varietà di punti di vista. Questo può esporre te e le tue opinioni a nuove idee.

4. **Pratica l'Apertura Mentale**: Sii aperto a cambiare opinione quando presentate prove valide o nuove prospettive. L'apertura mentale è fondamentale per evitare di restare intrappolati nell'eco-chamber.

5. **Esamina le Tue Convinzioni**:
Periodicamente, prenditi del tempo per esaminare le tue convinzioni e opinioni. Chiediti se sono basate su dati o su pregiudizi, e se sono ancora rilevanti per te.
Le conversazioni significative e l'evitare l'eco-chamber richiedono pratica e consapevolezza. Tuttavia, sono essenziali per la tua crescita personale, per la comprensione del mondo che ti circonda e per contribuire a una società in cui il dialogo e il rispetto reciproco sono promossi.

Promuovere Conversazioni Significative
Per promuovere conversazioni significative, puoi adottare ulteriori strategie e approcci che arricchiranno la tua capacità di comunicare e comprendere gli altri:

1. Pratica la Compassione: La compassione è un elemento chiave per promuovere conversazioni significative. Cerca di comprendere le emozioni e le esperienze degli altri, e rispondi con empatia e gentilezza.

2. Coltiva l'Umore Positivo: Mantieni un atteggiamento aperto e positivo durante le conversazioni. L'ottimismo e la positività possono favorire un clima di discussione più costruttivo.

3. Approfondisci il Tuo Conoscenza di Se Stesso: Una migliore comprensione di te stesso può aiutarti a partecipare alle conversazioni con maggiore chiarezza. Cerca di scoprire i tuoi pregiudizi e le tue emozioni per gestirli meglio durante le discussioni.

4. Sviluppa la Tua Abilità di Comunicazione: Investi tempo nello sviluppo delle tue abilità di comunicazione. Ciò include l'apprendimento di come esprimere le tue opinioni in modo chiaro e rispettoso e di come ascoltare attentamente gli altri.

5. Evita le Generalizzazioni: Durante le conversazioni, evita di generalizzare o di fare dichiarazioni categoriche. Piuttosto, cerca di essere specifico nelle tue affermazioni e di considerare le sfumature.

6. Chiedi Feedback: Chiedi feedback alle persone con cui interagisci. Questo può aiutarti a comprendere come le tue parole e il tuo comportamento influenzano le conversazioni e migliorarle di conseguenza.

7. Abbraccia la Diversità: Accetta e celebra la diversità di opinioni, culture e background. Questo può arricchire le tue conversazioni e portare a una maggiore comprensione reciproca.

8. Pratica la Pazienza: Le conversazioni significative possono richiedere tempo. Sii paziente e aperto a discussioni che si sviluppano lentamente ma in modo costruttivo.

9. Utilizza Risorse per lo Sviluppo Personale: Esistono molti libri, corsi e risorse online che possono aiutarti a sviluppare abilità di comunicazione efficaci e a promuovere conversazioni significative. Investi nella tua crescita personale in questo senso.

10. Organizza Eventi o Gruppi di Discussione: Se sei appassionato di un argomento specifico, potresti voler organizzare eventi o gruppi di discussione per coinvolgere altre persone con interessi simili. Questo ti permette di guidare conversazioni significative su temi che ti stanno a cuore.

Ricorda che promuovere conversazioni significative richiede pratica costante e auto-riflessione. Non sempre sarai d'accordo con gli altri, ma l'obiettivo è di creare uno spazio in cui le opinioni possono essere condivise e discusse in modo rispettoso e costruttivo. Queste conversazioni possono portare a una maggiore comprensione reciproca, alla risoluzione dei conflitti e all'arricchimento delle tue relazioni personali e professionali.

Sfide Nelle Conversazioni Significative

Nel cercare di promuovere conversazioni significative, è importante essere consapevoli delle sfide che possono sorgere e sviluppare strategie per affrontarle:

1. **Conflitti**: Le conversazioni significative possono sfociare in conflitti, specialmente quando si tratta di argomenti sensibili. È importante imparare a gestire i conflitti in modo costruttivo, evitando l'aggressività e cercando soluzioni che possano portare a una maggiore comprensione.

2. **Conferma delle Proprie Opinioni**: È facile cadere nella trappola di cercare conferma delle proprie opinioni invece di cercare di comprendere il punto di vista dell'altro. L'auto-riflessione e l'autocontrollo sono chiave per evitare questo atteggiamento.

3. **Distrazioni Tecnologiche**: Le tecnologie moderne, come gli smartphone, possono essere distrazioni durante le conversazioni. Cerca di rimanere concentrato sulla conversazione e metti da parte le distrazioni digitali.

4. **Mancanza di Tempo**: In un mondo frenetico, può essere difficile trovare il tempo per conversazioni approfondite. Tuttavia, prendersi il tempo per queste conversazioni può portare a una maggiore connessione e comprensione reciproca.

5. **Mancanza di Empatia**: La mancanza di empatia può ostacolare le conversazioni significative. Cerca di metterti nei panni dell'altro e di comprendere le sue emozioni e prospettive.

6. **Paura del Giudizio**: Alcune persone potrebbero avere paura di esprimere le proprie opinioni per timore di essere giudicate o criticate. Crea un ambiente accogliente e rispettoso in cui gli altri si sentano liberi di condividere ciò che pensano.

7. **Stereotipi e Preconcetti**: Gli stereotipi e i preconcetti possono ostacolare la comprensione reciproca. Fai uno sforzo conscio per superare questi pregiudizi e giudicare le persone in base alle loro azioni e alle loro parole, non alle categorie in cui potrebbero rientrare.

8. **Crisi Emotive**: Durante conversazioni intense o emotive, le emozioni possono diventare sopraffacenti. Impara a gestire le tue emozioni e ad aiutare gli altri a farlo, in modo che la conversazione possa procedere in modo costruttivo.

9. **Comunicazione Non Verbale**: La comunicazione non verbale, come il linguaggio del corpo e le espressioni facciali, gioca un ruolo importante nelle conversazioni significative. Assicurati che il tuo linguaggio non verbale sia coerente con il messaggio che stai cercando di comunicare.

10. **Intolleranza**: L'intolleranza verso opinioni diverse può portare a discussioni improductuve. Lavora su te stesso per essere più tollerante e aperto alle idee degli altri.

11. **Cattiva Gestione del Tempo**: Le conversazioni possono prolungarsi oltre il necessario se non si gestisce bene il tempo. Impara a riconoscere quando una conversazione ha raggiunto un punto di chiusura naturale. Affrontare queste sfide richiede pratica e auto-riflessione costante. Non sempre avrai successo nel promuovere conversazioni significative, ma l'importante è impegnarsi nel migliorare costantemente le tue abilità comunicative e nella creazione di un ambiente in cui le persone si sentano incoraggiate a condividere idee e opinioni in modo aperto e rispettoso.

In conclusione, le conversazioni significative sono fondamentali per una comunicazione efficace, per la costruzione di relazioni solide e per la comprensione reciproca. Tuttavia, affrontare le sfide che possono sorgere in queste conversazioni richiede consapevolezza, pratica e impegno continuo.

Per promuovere conversazioni significative, è essenziale impegnarsi nell'ascolto attivo, praticare l'empatia e mantenere una mente aperta. Bisogna anche essere pronti a gestire i conflitti in modo costruttivo e ad affrontare le distrazioni digitali che possono interferire con la comunicazione.

Superare stereotipi, pregiudizi e intolleranze è una parte importante del processo, e cercare la comprensione reciproca dovrebbe essere l'obiettivo principale. La pratica costante di queste abilità di comunicazione può portare a conversazioni più profonde, relazioni più forti e una migliore comprensione del mondo che ci circonda.

Infine, ricorda che la promozione di conversazioni significative è un impegno che vale la pena. Queste conversazioni possono portare a un arricchimento personale, alla crescita delle relazioni e all'evoluzione della società in un luogo in cui il dialogo aperto, il rispetto reciproco e la comprensione sono incoraggiati e coltivati.

18. Rituali e Tradizioni: L'importanza di mantenere o creare nuovi rituali per se stessi e la propria famiglia.

L'Importanza dei Rituali e delle Tradizioni
I rituali e le tradizioni svolgono un ruolo significativo nella vita delle persone e delle famiglie. Essi possono fornire una struttura, una connessione emotiva e un senso di continuità che contribuisce al benessere e alla stabilità. Ecco perché sono importanti:

1. **Forniscono Struttura**: I rituali creano una struttura nella vita quotidiana. Hanno un inizio, uno svolgimento e una conclusione, offrendo un senso di ordine che può essere rassicurante e calmante.

2. **Creano Connessione Emotiva**: Partecipare a rituali e tradizioni può rafforzare i legami emotivi tra le persone. Condividere esperienze rituali crea un senso di appartenenza e di connessione con gli altri.

3. **Preservano la Cultura e la Storia**: Le tradizioni spesso sono radicate nella cultura e nella storia di una famiglia o di una comunità. Mantenere e celebrare queste tradizioni aiuta a preservare il patrimonio culturale e a tramandare storie e valori alle generazioni future.

4. **Favoriscono la Riflessione**: Alcuni rituali, come quelli legati a eventi importanti come

matrimoni, compleanni o festività religiose, offrono momenti per la riflessione e l'autovalutazione. Questo può essere utile per la crescita personale e spirituale.

5. **Promuovono la Condivisione di Valori**: Le tradizioni spesso sono basate su valori condivisi. Attraverso la partecipazione a rituali, le persone possono rafforzare e condividere questi valori con gli altri.

6. **Offrono un Senso di Continuità**: I rituali possono fornire un senso di continuità nella vita delle persone. Sperimentare gli stessi rituali o tradizioni di anno in anno crea un senso di stabilità e di radici.

7. **Generano Anticipazione e Gioia**: Molte tradizioni, soprattutto quelle legate alle festività, portano con sé un senso di anticipazione e gioia. Questi momenti possono essere fonte di felicità e gratificazione.

8. **Rafforzano la Identità Personale e Familiare**: Partecipare a rituali e tradizioni può contribuire a definire l'identità personale e familiare. Questi riti aiutano a definire chi si è, a cosa si tiene e cosa è importante nella propria vita.

9. **Sostengono il Benessere Emotivo**: I rituali possono avere un effetto calmante e terapeutico sul benessere emotivo. Forniscono una pausa

dalla frenesia della vita quotidiana e un momento
per concentrarsi sul presente.

10.   **Creano Ricordi Duraturi**: Partecipare a
rituali e tradizioni spesso porta alla creazione di
ricordi duraturi. Questi ricordi possono essere
preziosi e significativi nel corso della vita.
È importante notare che i rituali e le tradizioni
possono variare ampiamente da persona a
persona e da cultura a cultura. Non tutte le
tradizioni sono necessariamente positive o
significative per tutti. Pertanto, è essenziale che
le persone abbiano la flessibilità di scegliere e
creare rituali che risuonano con loro e che
rispecchiano i loro valori e le loro esigenze
personali.
Inoltre, è possibile creare nuovi rituali
significativi per se stessi o la propria famiglia.
Questi nuovi rituali possono essere adattati alle
sfide e alle opportunità della vita moderna,
contribuendo allo sviluppo di un senso di
benessere e di connessione emotiva.

Rituali e Tradizioni Familiari

Una delle sfaccettature più importanti dei rituali e delle tradizioni riguarda la sfera familiare. Le tradizioni familiari possono essere uno strumento potente per rafforzare i legami tra i membri della famiglia e creare un senso di appartenenza. Ecco alcune considerazioni:

1. **Riti di Passaggio**: Molte famiglie hanno tradizioni che segnano i momenti significativi nella vita dei loro membri. Questi possono includere la celebrazione dei compleanni, il passaggio all'età adulta, la laurea, il matrimonio e persino la nascita di un bambino. Questi riti di passaggio possono essere fondamentali per rafforzare i legami familiari e per celebrare i successi e le pietre miliari.

2. **Tradizioni delle Festività**: Le festività offrono l'opportunità ideale per creare tradizioni familiari. Queste possono includere la preparazione congiunta dei pasti festivi, la decorazione della casa, la partecipazione a eventi religiosi o culturali, o lo scambio di regali. Queste tradizioni aiutano a creare un senso di appartenenza e a stabilire legami generazionali.

3. **Tempo di Qualità**: I rituali possono essere semplici momenti in cui la famiglia trascorre del tempo di qualità insieme. Questo può includere la serata dei giochi da tavolo, la lettura serale di una storia, il pranzo della domenica in famiglia o

una passeggiata serale. Questi momenti regolari possono rafforzare i legami familiari e creare ricordi duraturi.

4. **Valori Familiari**: Le tradizioni familiari possono servire a trasmettere i valori e le credenze fondamentali da una generazione all'altra. Questi possono includere momenti di preghiera o meditazione condivisi, discussioni sulle esperienze di vita e sui principi morali, o la partecipazione a attività benefiche come il volontariato.

5. **Rituali di Consolazione**: Durante momenti difficili come la perdita di un familiare, i rituali di consolazione possono aiutare la famiglia a elaborare il lutto e a sostenersi a vicenda. Questi possono includere cerimonie funebri, la creazione di un memoriale o la condivisione di storie e ricordi.

6. **Creatività e Adattabilità**: Le tradizioni familiari non devono essere statiche; possono evolversi nel tempo per rispondere alle esigenze e alle preferenze della famiglia. La creatività e l'adattabilità sono chiave per creare tradizioni che risuonino con tutti i membri della famiglia, dalle diverse generazioni ai diversi background culturali.

7. **Coinvolgimento dei Bambini**: Coinvolgere i bambini nella creazione e nella partecipazione alle tradizioni familiari può essere educativo e

gratificante. Questi momenti possono insegnare ai bambini valori, abilità pratiche e la gioia di appartenere a una comunità familiare.

8. **Documentazione delle Tradizioni**: Per preservare le tradizioni familiari nel tempo, considera la documentazione di queste pratiche. Questo può includere la registrazione di racconti orali, la creazione di album fotografici o di video, o la scrittura di diari familiari. In questo modo, le tradizioni possono essere condivise con le future generazioni.

Mantenere le tradizioni familiari può essere una fonte di conforto e stabilità, specialmente in tempi di cambiamento. Questi rituali possono essere un faro di continuità nella vita frenetica dei giorni nostri e offrire momenti preziosi di connessione e di riflessione.

Rituali e Tradizioni Personali

Oltre alle tradizioni familiari, i rituali personali possono svolgere un ruolo fondamentale nel benessere individuale. Questi sono adattabili alle esigenze e alle preferenze di ciascun individuo e possono contribuire in modo significativo al proprio equilibrio emotivo e alla crescita personale. Ecco alcune idee:

1. **Routine Mattutina**: Molte persone trovano valore in una routine mattutina che stabilisca il tono per la giornata. Questa routine può includere pratiche come la meditazione, l'esercizio fisico, la lettura o una semplice colazione tranquilla. Questi momenti di riflessione personale possono aiutare a iniziare la giornata con calma e chiarezza mentale.

2. **Diario Personale**: Tenere un diario personale è una tradizione che molte persone trovano benefica. Scrivere i pensieri, le emozioni e le esperienze quotidiane può essere terapeutico e favorire la riflessione personale.

3. **Rituali di Cura Personale**: I rituali di cura personale possono includere pratiche come il bagno serale rilassante, l'applicazione di creme o oli profumati, la lettura di un libro preferito o l'ascolto di musica rilassante. Questi rituali possono aiutare a rilassarsi e a prendersi cura di sé stessi.

4. **Rituali di Gratitudine**: La pratica della gratitudine è un potente rituale personale. Ogni giorno, prenditi un momento per riflettere su ciò per cui sei grato. Questo può contribuire a promuovere una prospettiva positiva e un senso di apprezzamento per la vita.

5. **Rituali di Auto-Valutazione**: Periodicamente, prenditi del tempo per valutare i tuoi obiettivi, i tuoi sogni e il tuo progresso personale. Questi rituali di auto-valutazione possono aiutarti a rimanere concentrato sui tuoi scopi e a fare adattamenti quando necessario.

6. **Celebrazione dei Successi**: Crea un rituale per celebrare i tuoi successi, grandi o piccoli. Questo può includere una cena speciale, una passeggiata in natura o qualsiasi altra attività che ti faccia sentire realizzato e gratificato.

7. **Rituali di Creatività**: Se hai una passione creativa, stabilisci rituali che ti aiutino a nutrire questa parte di te stesso. Potrebbe essere una sessione di scrittura giornaliera, una sessione di pittura settimanale o qualsiasi altra forma di espressione creativa.

8. **Rituali di Connessione con la Natura**: Se ami la natura, considera di creare rituali legati all'ambiente esterno. Questi possono includere passeggiate in natura, campeggi, escursioni o semplici momenti di contemplazione all'aria aperta.

9. **Rituali di Mindfulness**: La pratica della mindfulness, come la meditazione o lo yoga, può diventare un rituale quotidiano o settimanale per aumentare la consapevolezza e la calma interiore.

10. **Rituali di Condivisione**: Oltre ai rituali personali, considera di creare rituali di condivisione con gli amici o i membri della famiglia. Questi possono includere serate di gioco, cene condivise, passeggiate o altre attività che creino momenti significativi di connessione con gli altri.

I rituali personali possono essere adattati in base alle tue preferenze e alle tue esigenze in evoluzione. Sono una forma di auto-curaintima che ti consente di coltivare la tua connessione con te stesso e di costruire una base solida per il benessere emotivo e spirituale.

In conclusione, i rituali e le tradizioni personali svolgono un ruolo cruciale nella vita quotidiana delle persone, contribuendo al loro benessere emotivo, spirituale e mentale. Questi rituali sono altamente personalizzabili, adattabili alle esigenze individuali e possono variare ampiamente da persona a persona.

I rituali personali offrono un senso di struttura e di ordine nella vita quotidiana, stabilendo una routine che può portare alla tranquillità e alla chiarezza mentale. Inoltre, promuovono la riflessione personale, incoraggiando l'autovalutazione e la crescita individuale.

La pratica della gratitudine e la celebrazione dei successi possono contribuire a coltivare una prospettiva positiva sulla vita, mentre i rituali di cura personale favoriscono il benessere fisico e mentale. La connessione con la natura attraverso rituali all'aperto può portare a un maggiore senso di apprezzamento per il mondo naturale.

Inoltre, i rituali di condivisione con gli altri, come amici e familiari, possono rafforzare legami emotivi e creare momenti di connessione significativa. Questi rituali di gruppo possono essere una fonte di gioia e di appartenenza.

Infine, l'adattabilità e la creatività nella creazione di rituali personali sono fondamentali. Ogni individuo ha la libertà di definire quali rituali risuonano con lui o lei e di modificarli nel tempo per soddisfare le esigenze in evoluzione.

In definitiva, i rituali e le tradizioni personali sono una risorsa preziosa per il benessere complessivo e la crescita personale. Rafforzano il legame con se stessi, con gli altri e con il mondo circostante, offrendo momenti di significato e di gratificazione nella vita quotidiana.

19. Preparazione e Autosufficienza: Come prepararsi per emergenze o crisi future.

Preparazione e Autosufficienza

La preparazione e l'autosufficienza sono diventate temi sempre più rilevanti in un mondo in cui le emergenze, le crisi e i cambiamenti imprevisti possono accadere. Essere pronti a far fronte a queste situazioni è importante per la sicurezza personale e familiare. Ecco alcune considerazioni su come prepararsi:

1. **Pianificazione Familiare**: La preparazione inizia con una pianificazione familiare. Ogni membro della famiglia dovrebbe essere coinvolto nella discussione su cosa fare in caso di emergenza. Questo piano dovrebbe includere un punto di incontro, informazioni di contatto di emergenza e procedure da seguire.

2. **Scorte di Emergenza**: È importante avere scorte di emergenza di cibo, acqua, medicinali e altri beni di prima necessità. Queste scorte dovrebbero essere sufficienti per almeno 72 ore. Inoltre, è utile disporre di kit di pronto soccorso e di strumenti di sopravvivenza essenziali.

3. **Apprendimento delle Competenze di Base**: Acquisire competenze di base come la purificazione dell'acqua, la cucina di base senza elettricità, il pronto soccorso e la navigazione può essere fondamentale in situazioni di emergenza.

4. **Risparmio Energetico**: Ridurre il consumo energetico può aiutare a essere più autosufficienti in caso di interruzioni di corrente. Investire in fonti di energia alternative come i pannelli solari può essere una soluzione a lungo termine.

5. **Abitare in Luoghi Autosufficienti**: Alcune persone scelgono di vivere in luoghi autosufficienti, come case fuori rete che producono la propria energia e coltivano il proprio cibo. Questa scelta richiede una pianificazione e una preparazione significative ma può offrire una maggiore indipendenza.

6. **Comunicazione di Emergenza**: Avere un piano di comunicazione di emergenza è vitale. Questo può includere radio a manovella o satellitari, cellulari carichi e dispositivi per l'invio di messaggi SOS.

7. **Assicurazioni e Documenti Importanti**: Mantenere i documenti importanti, come polizze assicurative, documenti di identità e testamenti, in un luogo sicuro ma facilmente accessibile è essenziale in caso di evacuazione o perdita di beni.

8. **Formazione per Situazioni Specifiche**: A seconda della zona geografica in cui si vive, potrebbe essere necessaria formazione specifica per situazioni come terremoti, alluvioni, incendi forestali o altre calamità naturali.

9. **Rete di Supporto Comunitario**: Collaborare con la comunità locale è prezioso. Le reti di supporto possono aiutare a condividere risorse e competenze in caso di emergenza.

10. **Adattabilità e Agilità**: La preparazione è un processo in evoluzione. Essere in grado di adattarsi alle circostanze in continua evoluzione è fondamentale. A volte, l'autosufficienza può richiedere creatività e soluzioni non convenzionali.

11. **Mentalità di Resilienza**: La mentalità è importante quanto le risorse fisiche. Avere una mentalità di resilienza significa essere preparati ad affrontare le sfide con determinazione e ottimismo.

La preparazione e l'autosufficienza non sono solo questioni di sopravvivenza, ma possono anche portare a uno stile di vita più consapevole e sostenibile. Prepararsi per le emergenze può darci una maggiore sicurezza e la tranquillità di sapere che siamo pronti a far fronte a ciò che ci riserva il futuro, qualsiasi esso sia.

Sviluppare un Piano di Emergenza

Una parte essenziale della preparazione per le emergenze è sviluppare un piano dettagliato. Ecco alcuni passi chiave per svilupparlo:

1. **Identificare le Minacce**: Prima di tutto, identificare le potenziali minacce nella vostra zona. Queste possono includere calamità naturali come terremoti, inondazioni, incendi, uragani o tornado, ma anche emergenze causate dall'uomo come black-out prolungati, interruzioni delle forniture idriche o eventi di violenza civile.

2. **Raccolta di Informazioni**: Raccogliete informazioni sulle risorse e sui servizi disponibili nella vostra zona. Conoscere la posizione dei centri di evacuazione, dei rifugi e dei servizi di emergenza è fondamentale.

3. **Pianificare un Punto di Ritrovo**: Decidete un punto di ritrovo sicuro per la vostra famiglia in caso di evacuazione o separazione durante un'emergenza. Assicuratevi che tutti i membri della famiglia siano a conoscenza di questo punto.

4. **Creare un Kit di Emergenza**: Preparate un kit di emergenza che includa cibo, acqua, medicinali, vestiti, torce, batterie e altri beni essenziali per almeno 72 ore. Assicuratevi che il kit sia facilmente accessibile e aggiornatelo regolarmente.

5. **Sviluppare un Piano di Comunicazione**: Stabilite un piano di comunicazione per la vostra famiglia. Questo dovrebbe includere numeri di contatto di emergenza, un punto di incontro e un piano per tenersi in contatto durante un'emergenza.

6. **Evacuazione**: Se la vostra zona è a rischio di evacuazione, pianificate il percorso di evacuazione, tenendo conto delle strade principali e degli alloggi temporanei. Assicuratevi di avere carburante sufficiente e una mappa fisica della zona.

7. **Assicurazioni**: Verificate le vostre polizze assicurative per assicurarvi di essere adeguatamente coperti in caso di emergenza. Potrebbe essere necessario considerare l'assicurazione per alluvioni, terremoti o altre calamità, a seconda della vostra zona.

8. **Documentazione**: Fornite una copia dei documenti importanti come certificati di nascita, documenti di identità, polizze assicurative e testamenti nel vostro kit di emergenza o in una busta a prova d'acqua.

9. **Piano di Sicurezza in Casa**: Pianificate come rendere la vostra casa più sicura in caso di emergenza. Questo può includere fissare mobili pesanti, installare rilevatori di fumo e carbonio, e conoscere la posizione delle valvole di chiusura per gas ed acqua.

10.   **Formazione e Simulazioni**:
Periodicamente, effettuate esercitazioni di
evacuazione o simulazioni di emergenza con la
vostra famiglia. Questo vi aiuterà a essere pronti
per agire in modo efficiente in caso di reale
emergenza.

11. **Mantieni la Calma**: In situazioni di
emergenza, mantenere la calma è fondamentale.
Un piano ben sviluppato vi darà la fiducia
necessaria per affrontare la situazione con
tranquillità.

12. **Comunità Locale**: Collaborate con la vostra
comunità locale. Partecipate a incontri sulla
preparazione alle emergenze, condividete risorse
e offrite supporto reciproco.
Sviluppare un piano di emergenza richiede
tempo e sforzo, ma può fare la differenza tra
essere pronti per l'ignoto e sentirsi impotenti di
fronte alle situazioni di crisi. Prepararsi per le
emergenze è un investimento nella sicurezza e
nella tranquillità della vostra famiglia.

Risorse di Emergenza per il Kit

Quando si prepara un kit di emergenza, è
importante assicurarsi di avere le risorse e i
materiali necessari per affrontare una varietà di
situazioni di emergenza. Ecco alcune categorie di
risorse da considerare:

1. **Acqua**: L'acqua potabile è fondamentale per la sopravvivenza. Si raccomanda di avere almeno un gallone d'acqua al giorno per ciascuna persona per almeno tre giorni. Puoi anche includere filtri o pastiglie per la purificazione dell'acqua.

2. **Cibo**: Scegli cibo non deperibile che richieda poca o nessuna preparazione. Le scelte comuni includono cibo in scatola, barrette energetiche, frutta secca, lattine di tonno o salmone e alimenti essiccati. Ricordati di includere un apriscatole manuale.

3. **Kit di Pronto Soccorso**: Questo dovrebbe includere bende, garze sterili, disinfettante, forbici, termometro, farmaci (prescritti e da banco), guanti in lattice, cerotti adesivi e altri articoli per il trattamento delle lesioni.

4. **Abbigliamento e Coperte**: Aggiungi abbigliamento adatto alle condizioni climatiche del tuo ambiente. Ciò potrebbe includere giacche impermeabili, coperte termiche, cappelli, guanti e abbigliamento a strati.

5. **Attrezzature per l'Accampamento**: Un accendino o fiammiferi impermeabili, una torcia a manovella o a batteria, candele e un coltello multiuso possono essere molto utili. Una tenda o un telone possono fornire riparo in caso di evacuazione.

6. **Strumenti e Materiali**: Questi possono includere un martello, un cacciavite, un filo di acciaio, una corda resistente, nastri adesivi, sacchetti di plastica e sacchetti per rifiuti. Un secchio igienico può essere utile in caso di interruzioni dei servizi igienici.

7. **Prodotti per l'igiene personale**: Include sapone, salviette umide, assorbenti, spazzolini da denti, dentifricio e altri articoli per l'igiene personale. La sanità è importante per la tua salute e il tuo comfort.

8. **Documenti e Contatti**: Mantieni una copia dei documenti importanti come documenti di identità, polizze assicurative, testamenti e contatti di emergenza in un contenitore impermeabile.

9. **Dispositivi di Comunicazione**: Assicurati di avere un telefono cellulare carico con un caricabatterie portatile o un pannello solare. Le radio a manovella o a batteria possono essere essenziali per ricevere informazioni durante un'emergenza.

10. **Denaro in Contanti**: È una buona idea avere una quantità di denaro in contanti in piccole denominazioni. Durante un'emergenza, i servizi bancari e gli sportelli automatici potrebbero non essere disponibili.

11. **Farmaci e Prescrizioni**: Se hai bisogno di farmaci o prescrizioni mediche, assicurati di

averne una scorta sufficiente nel tuo kit di emergenza.

12. **Giocattoli e Distrazioni**: Se ci sono bambini nella famiglia, includi giochi, libri o giocattoli che possono aiutare a mantenerli occupati e tranquilli durante un'emergenza.

13. **Maschere e Disinfettante**: Includi maschere protettive e disinfettante per le mani, specialmente durante situazioni di pandemia o altre emergenze sanitarie.

14. **Custodia per Animali**: Se hai animali domestici, considera di includere cibo, acqua, documenti veterinari e tutto il necessario per prenderti cura di loro durante un'evacuazione. Assicurati di esaminare e aggiornare il tuo kit di emergenza regolarmente. Verifica le scorte di cibo e acqua, sostituisci i medicinali scaduti e adatta il kit alle esigenze in evoluzione della tua famiglia. La preparazione è la chiave per affrontare situazioni di emergenza con fiducia e sicurezza.

In conclusione, la creazione di un kit di emergenza ben fornito è una componente essenziale della preparazione per situazioni di crisi. Questo kit dovrebbe essere progettato per soddisfare le necessità di base di te e della tua famiglia in caso di interruzioni impreviste nei servizi e nelle risorse. Un kit di emergenza ben organizzato può offrire tranquillità e un maggiore senso di sicurezza durante momenti di stress.

Mentre sviluppi il tuo kit di emergenza, considera le esigenze specifiche della tua famiglia, il clima della tua area geografica e le minacce potenziali. Ricorda di aggiornare regolarmente il kit per mantenere le scorte di cibo, acqua e medicinali fresche ed efficaci.

La preparazione per le emergenze non riguarda solo la raccolta di risorse materiali, ma anche la pianificazione, la comunicazione e la pratica di procedure di sicurezza. La tua famiglia dovrebbe essere istruita su come utilizzare il kit di emergenza e avere un piano di comunicazione chiaramente definito in caso di separazione o evacuazione.

Inoltre, non dimenticare di considerare le esigenze di animali domestici o membri della famiglia con esigenze speciali nel tuo kit di emergenza. Assicurati di avere tutto il necessario per prenderti cura di loro durante un'evacuazione o una situazione di emergenza.

Prepararsi per le emergenze è una dimostrazione di responsabilità e cura per te stesso e per i tuoi cari. Mentre speriamo tutti di non dover mai affrontare situazioni di crisi, essere pronti può fare la differenza tra una situazione di emergenza gestita con successo e un'esperienza stressante e pericolosa. Investire tempo ed energie nella preparazione per le emergenze è un investimento nella sicurezza e nella tranquillità futura.

20. Conclusione e Visione del Futuro: Un invito a vivere una vita autentica, lontana dalla follia politica.

Conclusione e Visione del Futuro

In un mondo sempre più complesso e polarizzato, la ricerca di un modo di vivere autentico e significativo diventa cruciale. La follia politica e la polarizzazione possono consumare energia ed emotivamente esaurente, ma è possibile adottare una prospettiva diversa e costruttiva per creare una vita più appagante. Ecco alcune riflessioni finali e una visione del futuro:

1. **Riflessione Personale**: La riflessione personale è il primo passo per comprendere chi siamo veramente e cosa è davvero importante per noi. Dedicare del tempo alla contemplazione e all'autoanalisi può aiutarci a fare scelte più consapevoli nella vita.

2. **Vivere in Armonia con la Natura**: Coltivare il proprio cibo, ridurre l'impatto ambientale e abbracciare uno stile di vita più sostenibile può non solo migliorare la nostra vita, ma anche contribuire a un futuro migliore per il pianeta.

3. **Comunità e Connessione Umana**: La ricerca e la costruzione di comunità basate su valori condivisi possono creare un ambiente di supporto e condivisione. La connessione umana è una parte essenziale della vita e può portare a una maggiore felicità e soddisfazione.

4. **Autenticità e Consapevolezza**: Vivere una vita autentica significa seguire i propri valori e desideri anziché essere influenzati dalla follia politica o dalle aspettative degli altri. La consapevolezza di sé e delle proprie scelte è la chiave per questo percorso.

5. **Preparazione per le Emergenze**: Prepararsi per le emergenze è un atto di responsabilità verso se stessi e verso gli altri. Questa preparazione può offrire un senso di sicurezza e controllo in situazioni difficili.

6. **Crescita Personale Continua**: L'apprendimento continuo, l'acquisizione di nuove competenze e la crescita personale sono elementi vitali per una vita appagante e significativa.

7. **Arte e Cultura come Fuga**: L'arte e la cultura possono offrire un rifugio dalla politica e dalla follia del mondo. L'arte ci connette con l'estetica e l'emozione, mentre la cultura ci permette di esplorare nuove prospettive e idee.

8. **Lavoro e Carriera Allineati con i Valori**: Trovare o creare un lavoro che rifletta i propri

valori può portare a una maggiore soddisfazione nella vita professionale.

9. **Comunicazione Significativa**: Praticare l'ascolto attivo e il dialogo costruttivo con gli altri può aiutare a superare la polarizzazione e a costruire ponti di comprensione.

10. **Rituali e Tradizioni**: Mantenere o creare nuovi rituali può fornire un senso di continuità e significato nella vita quotidiana.

In un mondo in cui sembra che la follia politica prenda il sopravvento, è importante ricordare che abbiamo il potere di modellare la nostra vita e il nostro futuro. Possiamo scegliere di vivere in modo autentico, consapevole e significativo, lontani dalla polarizzazione e dalle dinamiche politiche distruttive. Questo percorso richiede impegno, riflessione e azione, ma può portare a una vita più ricca di soddisfazioni e senso di realizzazione. La visione del futuro è quella di una vita in cui siamo padroni delle nostre scelte, costruttori delle nostre comunità e custodi del nostro benessere.

Vivere una vita autentica, lontano dalla follia politica, richiede un approccio olistico e un impegno costante verso il proprio benessere emotivo, fisico e spirituale. Ecco ulteriori considerazioni su come perseguire questa visione:

11. Salute e Benessere: Prendersi cura del proprio corpo e della propria mente è fondamentale. La medicina naturale, la meditazione, lo yoga e altre pratiche di auto-cura possono essere preziose risorse per mantenere una buona salute e un equilibrio mentale. Integrare queste pratiche nella tua routine quotidiana può contribuire a ridurre lo stress e promuovere il benessere generale.

12. Ambiente e Sostenibilità: Creare una casa eco-sostenibile e adottare uno stile di vita minimalista è un passo significativo verso una vita autentica e in armonia con l'ambiente. Ridurre il consumo e il disordine nella tua vita può portare a una maggiore chiarezza mentale e una maggiore consapevolezza dell'impatto delle tue azioni sull'ambiente.

13. Viaggi e Esplorazione: Esplorare il mondo con uno scopo oltre al semplice turismo può arricchire la tua vita in modi inimmaginabili. Viaggiare per imparare, volontariato o connessione culturale può fornire una prospettiva più ampia e arricchire la tua vita con esperienze significative.

14. Leggere e Apprendere: Continuare a imparare e a espandere la tua mente attraverso la lettura e la formazione continua è un modo importante per sfuggire alla narrativa mainstream. Esplorare libri e fonti di informazione non convenzionali può portare a nuove prospettive e idee.

15. Arte e Cultura: Immergersi nell'arte e nella cultura può essere una fuga stimolante dalla politica. Partecipare a eventi culturali, visitare musei e abbracciare l'arte in tutte le sue forme può nutrire la tua anima e fornire una via di fuga creativa.

16. Lavoro e Carriera Allineati con i Valori: Trovare o creare un lavoro che sia allineato con i tuoi valori fondamentali può portare a una maggiore soddisfazione e senso di realizzazione. Cerca opportunità che ti consentano di esprimere la tua autenticità e di contribuire positivamente alla società.

17. Conversazioni Significative: Praticare l'ascolto attivo e coinvolgersi in conversazioni significative con gli altri può aiutare a superare l'eco-chamber e a costruire connessioni più profonde con le persone. Questo può portare a una maggiore comprensione reciproca e a soluzioni costruttive.

18. Rituali e Tradizioni: Mantenere o creare nuovi rituali nella tua vita quotidiana può fornire una sensazione di stabilità e significato. Questi rituali possono aiutarti a connetterti con te stesso e con gli altri in modi che vanno oltre la politica e la frenesia della vita moderna.

19. Preparazione e Autosufficienza: Essere preparati per le emergenze o le crisi future può offrire una tranquillità duratura. La conoscenza delle abilità di base per la sopravvivenza e la preparazione per situazioni di emergenza possono liberarti dalle paure quotidiane e farti sentire più sicuro.

20. Conclusione e Visione del Futuro: La visione del futuro è quella di una vita in cui sei il custode della tua felicità e del tuo benessere. Scegli di vivere una vita autentica, lontano dalla follia politica, e investi nella tua crescita personale e spirituale. Ricorda che sei il protagonista della tua storia, e puoi creare una vita significativa e appagante.

In definitiva, il percorso per vivere una vita autentica è un viaggio personale e continuo. Richiede consapevolezza, impegno e la volontà di esplorare nuove strade. Ma seguendo questa visione e adottando queste pratiche, puoi scoprire una vita più appagante, centrata sui tuoi valori e libera dalla follia politica che spesso ci circonda.

In questo libro, abbiamo esplorato approfonditamente il concetto di "Woke-Proof Your Life" e come puoi sfuggire alla follia politica contemporanea per vivere una vita più autentica e significativa. Ecco un breve riassunto dei punti chiave che abbiamo affrontato:

1. **Introduzione al Fenomeno "Woke"**: Abbiamo iniziato comprendendo il significato di essere "woke" e le sue origini.

2. **La Polarizzazione Politica**: Abbiamo esaminato come l'attivismo moderno possa influenzare negativamente la vita quotidiana.

3. **La Vita Autonoma**: Ti abbiamo introdotto alla vita autosufficiente come risposta alle sfide moderne.

4. **Mindfulness e Riflessione Personale**: Abbiamo sottolineato l'importanza di capire se stai seguendo la folla o il tuo vero io.

5. **Alimentazione e Autosufficienza**: Abbiamo esplorato come coltivare il tuo cibo e ridurre la dipendenza dai supermercati.

6. **Tecnologia Conscia**: Ti abbiamo invitato a ridurre l'esposizione ai social media e ad utilizzare la tecnologia in modo significativo.

7. **Educazione in Casa**: Abbiamo discusso dei vantaggi e degli svantaggi dell'istruzione domestica.

8. **L'Arte dell'Artigianato**: Ti abbiamo incoraggiato ad acquisire abilità tradizionali per una vita più soddisfacente.

9. **Gestione delle Finanze**: Abbiamo esaminato come creare un'economia domestica autosufficiente.

10. **Comunità e Connessione Umana**: Ti abbiamo consigliato su come trovare o costruire una comunità che condivide valori simili.

11. **Salute e Benessere**: Abbiamo esplorato la medicina naturale, lo yoga, la meditazione e altre pratiche di auto-cura.

12. **Ambiente e Sostenibilità**: Ti abbiamo incoraggiato a costruire una casa eco-sostenibile e a praticare il minimalismo.

13. **Viaggi e Esplorazione**: Abbiamo sottolineato l'importanza di viaggiare con uno scopo e non solo come turista.

14. **Leggere e Apprendere**: Abbiamo evidenziato come i libri e la formazione continua possano espandere la mente oltre la narrativa mainstream.

15. **Arte e Cultura**: Ti abbiamo invitato a immergerti nell'arte e nella cultura come via di fuga dalla politica.

16. **Lavoro e Carriera**: Abbiamo esplorato come trovare o creare un lavoro allineato con i propri valori.

17. **Conversazioni Significative**: Ti abbiamo suggerito di praticare l'ascolto attivo e di evitare l'eco-chamber.

18. **Rituali e Tradizioni**: Abbiamo discusso dell'importanza di mantenere o creare nuovi rituali nella tua vita.

19. **Preparazione e Autosufficienza**: Ti abbiamo aiutato a prepararti per emergenze o crisi future.

20. **Conclusione e Visione del Futuro**: Abbiamo chiuso con un invito a vivere una vita autentica, lontano dalla follia politica.

Per ulteriori risorse e guide su questi argomenti, puoi visitare siti web, forum o libri specializzati nelle aree che ti interessano di più. La tua ricerca personale e la tua continua crescita sono fondamentali per mantenere una vita autentica e significativa. Rendi questa ricerca parte integrante della tua vita e continuerai a scoprire nuove strade verso il tuo benessere e la tua realizzazione personale.